Tic Disorders

A Guide for Parents and Professionals

抽动障碍

家长与专业人员指导手册

著　者　[英] Uttom Chowdhury
　　　　[英] Tara Murphy

主　译　张　婕

译　者　田　琳　张艳楠

U0247320

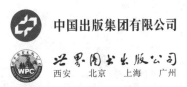

中国出版集团有限公司

世界图书出版公司
西安　北京　上海　广州

图书在版编目（CIP）数据

抽动障碍：家长与专业人员指导手册 /（英）尤托姆·乔杜里（Uttom Chowdhury），（英）塔拉·墨菲（Tara Murphy）著；张婕主译 . —西安：世界图书出版西安有限公司，2024.1

书名原文：Tic Disorders: A Guide for Parents and Professionals

ISBN 978-7-5232-1061-1

Ⅰ . ①抽… Ⅱ . ①尤… ②塔… ③张… Ⅲ . ①小儿疾病—神经系统疾病—防治—手册 Ⅳ . ① R748-62

中国国家版本馆 CIP 数据核字（2024）第 037516 号

书　　名	抽动障碍：家长与专业人员指导手册	
	CHOUDONG ZHANG'AI: JIAZHANG YU ZHUANYE RENYUAN ZHIDAO SHOUCE	
著　　者	［英］Uttom Chowdhury　　［英］Tara Murphy	
主　　译	张　婕	
策划编辑	马元怡	
责任编辑	李　娟	
装帧设计	新纪元文化传播	
出版发行	世界图书出版西安有限公司	
地　　址	西安市雁塔区曲江新区汇新路 355 号	
邮　　编	710061	
电　　话	029-87214941　029-87233647（市场营销部）	
	029-87234767（总编室）	
网　　址	http://www.wpcxa.com	
邮　　箱	xast@wpcxa.com	
经　　销	新华书店	
印　　刷	西安金鼎包装设计制作印务有限公司	
开　　本	889mm×1194mm　1/32	
印　　张	4.5	
字　　数	130 千字	
版次印次	2024 年 1 月第 1 版　2024 年 1 月第 1 次印刷	
版权登记	25-2023-110	
国际书号	ISBN 978-7-5232-1061-1	
定　　价	58.00 元	

医学投稿　xastyx@163.com ‖ 029-87279745　029-87285296

☆如有印装错误，请寄回本公司更换☆

献 给

Ruth, Sacha, Max, Mia

献 给

Linda, Patrick Murphy

致 谢
Acknowledgements

感谢过去20年来我在各个诊所和工作中遇到的所有孩子和家长。与这些家庭一起工作，我学到了很多，这使我受益匪浅。

Uttom Chowdhury

2016. 04

感谢 Kate McCullagh 和 Zeeniya Bryan，这两位家长热心而又认真地研读了本书的初稿，并给予我们非常有益的反馈。

非常感谢 Suzanne Dobson 审读了本书书稿，同时也感谢"图雷特行动"（Tourettes Action），该行动的宗旨是在英国支持、发展和推广抽动障碍（以及其他相关疾病）的行为疗法。虽然还有许多工作要做，但我们已经取得了很大进展。

衷心感谢同事们的大力支持，感谢他们在宣传图雷特综合征方面所做的努力——从这些同事中，我获得了莫大的鼓励和信心。非常感谢我们在大奥蒙德街医院的团队，特别是我的朋友兼同事——儿童精神病学专家 Isobel Heyman 教授，我从她身上学到了很多，使我受益终生。这本书的灵感来自大奥蒙德街医院（英国国家医疗服务体系信托基金会）抽动障碍门诊的孩子和他们的家人，他们教会了我很多东西，让我觉得做这一切都是值得的。

最后，我要感谢我的丈夫 Damon Millar，他给予了我写作的动力和始终如一的支持，让我在正确的道路上不断前行。

Tara Murphy

2016. 04

想要理解图雷特综合征患者的生活是什么样子并不容易。这本书在图雷特综合征主要临床表现、对日常生活的影响和管理策略方面进行了全面阐述，可读性强。本书作者做了一项伟大的工作，为患儿和他们的家人，以及在学校里处理这种情况的专业人士和教师提供了非常有价值的建议。

Andrea E. Cavanna 医学博士

英国皇家内科医师学会会员，行为神经病学顾问

Uttom Chowdhury 和 Tara Murphy 多年来一直致力于为图雷特综合征儿童和家庭提供帮助，并培训了许多临床医生。本书结合医学专业知识，分享了作者治疗抽动障碍的经验，以及患儿在家庭和学校中面临的挑战与干预措施，是父母和专业人员的宝贵资源。

Jeremy Stern 博士

神经病学顾问，"图雷特行动"名誉医学主任

本书为临床经验丰富的医生所著，可帮助患儿家长接受抽动障碍并学会与之和谐相处。同时，本书还提供了专业指导，以便家长能够充分利用这些专业建议，为孩子提供高质量的评估和干预措施。作者在书中介绍了抽动障碍和图雷特综合征的神经学基础知识，建议不要过度关注孩子的抽动症状，同时对"医生能够完全解决抽动障碍和图雷特综合征"的观点提出质疑。治疗抽动障碍的关键在于通过家庭学习如何鉴别疾病并且获得他们所需要的帮助。这个过程会使家长意识到孩子的困难可能不是来自抽动本身，而是来自一个与之相关的问题，如焦虑或学习困难。本书为家庭提供了很多实用的建议，强调了"知识是治愈疾病的良药"。

Isobel Heyman 教授

伦敦大奥蒙德街医院图雷特综合征诊所学科带头人

原著作者
Authors

Uttom Chowdhury is a Consultant in Child and Adolescent Psychiatry at CAMHS Dunstable and a Visiting Professor in the Department of Applied Social Studies at the University of Bedfordshire. He is co-author of *Why Do You Do That? : A Book about Tourette Syndrome for Children and Young People*, also published by JKP, and is based in London, UK.

Tara Murphy is Consultant Clinical Psychologist and Paediatric Neuropsychologist at the Tic Disorder Clinic at Great Ormond Street Hospital. She has worked with children with tics and Tourette's for over twelve years and has published research and European guidelines on tic disorders. She is based in London, UK.

郑重声明

　　由于医学是不断更新并拓展的领域，因此相关实践操作、治疗方法及药物都有可能会改变，希望读者审查书中提及的器械制造商所提供的信息资料及相关手术的适应证和禁忌证。作者、编辑、出版者或经销商不对书中的错误或疏漏以及应用其中信息产生的任何后果负责，关于出版物的内容不作任何明确或暗示的保证。作者、编辑、出版者和经销商不就由本出版物所造成的人身或财产损害承担任何责任。

译 序
Foreword

　　我和张婕主任的相识是纯粹的专业"连接"。记忆中，我们相互主持过各自的学术讲座，也正是在这样纯粹的专业交流过程中，我真切地感知到张婕主任的专业性和敬业精神。"医学是一种回应他人痛苦的努力，用精湛的专业知识解决孩子们的健康问题是对我努力过程最好的回应。"张主任的这句话令我十分动容，其医者的赤子之心可见一斑。因此，我欣然接受了为她和她团队的译著《抽动障碍——家长与专业人员指导手册》作序。

　　抽动障碍是一种古老而又年轻的疾病。说其古老，是因为医学上系统地描述和研究抽动障碍最早始于 19 世纪，分别由 Jean-Marc Gaspard Itard（1825 年）和 Georges Gillesde la Tourette（1885 年）进行了报道；在我国，1963 年林节教授报道了 3 例图雷特综合征病例，距今已有 60 年的历史。而对抽动障碍进行系统临床分类并制定相应的诊断标准始于 1980 年美国的《精神障碍诊断与统计手册（第三版）》（DSM-3），至今也有 40 多年的时间。说其年轻，是因为迄今为止对于抽动障碍的诊断分类归属、规范化治疗等关键问题的认识仍在不断变化之中，例如，2013 年的 DSM-5 将抽动障碍归类于"神经发育障碍"章节，主要分为短暂性抽动障碍、慢性运动或发声抽动障碍，以及图雷特综合征。而 2022 年最新的《国际疾病分类》第 11 版中，则将抽动障碍（8A05）同时纳入神经系统疾病和精神疾病之中。抽动障碍的分型及详尽描述归属于神经系统疾病的"运动障碍"之中，分原发性和继发性抽动障碍；同时，抽动障碍在精神疾病系统中还保留了两个位置，一是原发性抽动障碍列入了神经发育障碍，二是图雷特综合征被列入"强迫相关障碍"之中。

长期以来，抽动障碍被当作罕见病而未受到应有的重视。近期国外研究认为：短暂性抽动障碍有多达 20% 的学龄期儿童受累，学龄期儿童慢性抽动障碍患病率为 0.3%~5.0%，发声抽动和多种运动联合抽动障碍的患病率为 0.3%~1.0%。可见抽动障碍的受累人群是巨大的，最新疾病相关知识的同步教育需求也是巨大的。

本书是一本难得的既适用于家长又适用于专业人士的专业科普书，全书共分 4 个部分，书中的前 3 个部分分别系统地介绍了抽动与图雷特综合征的定义、症状、病因、有循证证据的治疗、尚在研究阶段的治疗，以及可能伴发的各类共患问题与疾病，内容翔实，通俗易懂。无论是对专业人员还是家长而言，了解抽动障碍的分类、伴随问题和相应治疗方案十分重要，因为在抽动障碍的诊治领域中，我们一直强调的就是要避免"小病大治"或"大病小治"现象。也就是说，现实中确实存在着仅仅为短暂性抽动障碍的患儿家长上网查阅资料时，看到各种有关图雷特综合征的信息，十分担忧；同时又有一部分已经伴发了多种共患问题且功能受损严重的抽动障碍患儿仅仅只接受了药物治疗等混乱现象。该书最有特色的是第 4 部分"养育与家庭生活"。在这部分内容中，作者首先详细描述了孩子确诊后家长们可能经历的心路历程，让读者理解并重视抽动障碍这一慢性、波动性病程对整个家庭的影响。随后给出了处理孩子在家庭生活中常见的情感暴怒等行为问题的具体策略，可操作性强；最后谈到的"提高孩子的自尊心"问题更是十分关键且被长期忽视的问题，值得认真阅读。书后还贴心地提供了抽动障碍相关的资源和网站，我相信读者会受益匪浅！

柯晓燕

2023 年 7 月于南京

原　序
Foreword

　　得知 Utton Chowdhury 和 Tara Murphy 决定撰写本书时，我非常高兴，然而，令我更加喜悦的是，他们邀请我为本书作序。

　　抽动障碍和图雷特综合征可能是神经系统疾病中最难理解的疾病之一。这类疾病复杂多变，在社会大众和全科医生中引起的误解远远多于其他疾病，这导致患者对该病的恐惧感和病耻感增加，并且治疗手段局限，为患者的生活带来很大困难。我们通过"图雷特行动"的热线电话得知，理解图雷特综合征有 3 个主要阶段。首先，家长告诉我们，他们开始注意到孩子表现得和同龄人不一样的时候，是在孩子 5 岁左右。有一段时间，家长会担心，他们尽量帮助孩子避免做这些奇怪的事情。之后，他们更加担心了，开始在互联网上搜索：这是真的吗？当然不是——但有可能。接着，家长或许会拨打"图雷特行动"热线，热线中有专业人员会解释这类疾病的症状和标准，并提供一份图雷特综合征专家名单。最后，我们会建议家长带孩子去看全科医生，征求医生的意见，并推荐一位专科医生。在第 3 个阶段，有时会出现短暂的停顿。全科医生可能会说："这不是图雷特综合征，他没有秽语。"不过，我们希望这个孩子能被转介给专科医生，这样专科医生就可以开始接诊和管理这个孩子了，同时专科医生也可以为这个家庭提供建议。

　　本书简明地解答了大众对于图雷特综合征的疑问。例如，图雷特综合征是什么？临床表现有哪些？确诊后应该联系谁？这些问题本书都给出了明确的指导。

　　得到诊断，理解在您的孩子身上发生了什么，甚至是在青少年或成年人身上发生了什么，这既是一种巨大的解脱，也是一段令人困惑的旅程的开始。正如您将了解到的，没有特定的药物治疗图雷特综合征，但有大量的药物可以缓解症状，这或许有帮助，然而，这些药物并非没有副作用。如果您选择不给您的孩子（或您自己）用药，那么除了1年之后的复诊外，就没有其他治疗了。这就是本书的意义所在，它讨论了药物治疗的利与弊，更重要的是提供了心理治疗方法，让您更好地理解怎么做是正确的，帮助您的孩子走出疾病的痛苦。

图雷特综合征很少单独出现。在本书中，您将了解图雷特综合征的常见共病，了解这些，也许会为您找到一些解决方案。

当我第一次读到本书书稿时，我很好奇为什么以前没有这样的著作出现。这本书以一种通俗易懂的方式撰写，作者是长期与图雷特综合征患者打交道的专业人士。书中包含了您需要知道的一切，包括如何理解图雷特综合征及如何应对图雷特综合征。这些知识对于专业人员及患儿家长非常重要。我很欣慰有这样一本书存在，希望它很快会出现在每一位忧心忡忡的父母和照料者、全科医生手中。

Suzanne Dobson
"图雷特行动"英国首席执行官

目 录
Contents

第 4 部分　养育与家庭生活

第 1 部分

抽动障碍和图雷特综合征

第1章 »

什么是抽动障碍？

抽动障碍的主要特征是一种不自主的、快速反复发作的、无节奏的运动或声音。产生运动的抽动称为"运动抽动"，产生声音的抽动称为"发声抽动"。抽动是突然而无目的的。抽动障碍谱系的一端是有短暂性、单一的运动或发声抽动的儿童。另一端是患有慢性、多发性抽动的儿童，通常被称为图雷特综合征（曾称抽动秽语综合征）。图雷特综合征的定义是个体有多个运动抽动和至少一个发声抽动，持续一年或更长时间，但可能随时间而改变。这一疾病谱系详见图 1.1。

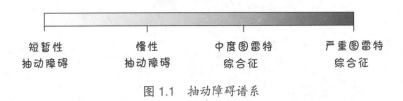

短暂性　　　　慢性　　　　中度图雷特　　　严重图雷特
抽动障碍　　　抽动障碍　　　综合征　　　　　综合征

图 1.1　抽动障碍谱系

从描述的角度来看，抽动可分为简单抽动和复杂抽动。简单的运动抽动是快速而无意义的动作，包括眨眼、做鬼脸和耸肩。复杂的运动抽动动作往往较慢，涉及几个肌肉群，似乎是有目的的；症状包括跳跃、亲吻、触摸物品、模仿他人动作和猥亵手势。简单的发声抽动症状包括吸气、咳嗽、清喉咙和吹口哨；复杂的发声抽动症状包括重复某些单词或短语，例如，"你知道""好，好，好"或"好的"，一直重复到感觉合适为止。其他复杂的发声问题还包括发音的不同，例如，一个或多个句子的节奏、音调和语速的变化。广为人知但很少发生的一种发声抽动被称为"秽语症"，它的表现是重复使用淫秽的或不被社会接受的词语或短语。抽动几乎可以发生在身体的任何部位，表 1.1 详细描述了常见抽动的多样性。

表 1.1　常见的运动抽动和发声抽动

抽动类型	运动抽动	发声抽动
简单抽动	眨眼	清嗓子
	扮鬼脸	咳嗽
	噘嘴	吸鼻子
	转头	吹口哨
	耸肩	发出嘶嘶声
	皱眉头	发低沉的咕噜声
	下蹲	发出动物的声音
	肢体抽搐	重复单词或短语
	腹部紧张复杂的跳跃	不寻常的节奏、语气或者音量
复杂抽动	鼓掌	模仿口音
	触碰物品	秽语症
	亲吻	
	拉扯衣物	
	秽亵行为	
	模仿动作	

短暂性抽动障碍

在短暂性抽动障碍中，抽动只持续几周或几个月，尽管发生抽动的身体部位可能不同，但通常局限于面部和颈部。运动抽动是最常见的，但有时也可以表现为发声抽动。在《精神障碍诊断与统计手册（第五版）》（DSM-5，美国精神病学协会，2013）的新分类体系中，短暂性抽动障碍也被称为"暂时性抽动障碍"。

短暂性抽动障碍发病年龄通常为 3~10 岁，男孩发病率比女孩高。根据定义，短暂性抽动障碍不会持续 1 年以上，但孩子在几年的时间里出现一系列短暂性抽动的状况并不罕见。短暂性抽动障碍是非常常见的，一些研究表明多达 18% 的 10 岁以下儿童会经历一段时间的抽动。这种形式的抽动很少会影响到孩子，而且对很多年轻人来说，他们不会注意到自己的抽动。

慢性运动或发声抽动障碍

慢性抽动障碍包括持续 1 年以上的眨眼、吸气或颈部运动,与短暂性抽动障碍不同的是,这种抽动往往会持续发生。社区调查显示,1%~3% 的儿童可表现出某种形式的慢性抽动(Scharf et al.,2012)。

图雷特综合征(多发性运动抽动和发声抽动)

抽动障碍中最严重的类型是图雷特综合征。这一诊断名称来自一位法国神经病学专家——Georges Albert Édouard Brutus Gilles de la Tourette,他于 19 世纪在法国巴黎 Salpêtrière 医院工作(Robertson,2015)。图雷特综合征的诊断标准是患者有多次运动抽动和一次或多次发声抽动,但不一定同时出现。抽动一天可能发生多次,有时几乎每天都发生。

该疾病通常发生于 18 岁之前的儿童时期。抽动通常在 6 岁左右开始,但有些孩子可能更早开始抽动。通常情况下,先经历运动抽动,然后才能看到发声抽动。抽动通常从眼睛或面部开始(最常见的是眨眼抽动),然后一直延伸到全身,甚至出现在足趾。

第2章 >>

症状和体征

通常，图雷特综合征发生在 6~7 岁，与其他神经发育障碍一样，常见于男孩。以前人们认为图雷特综合征很罕见，但社区研究表明，儿童图雷特综合征的患病率约为 0.7%（Scharf et al., 2012）。图雷特综合征的临床病史特点是，抽动症状的严重程度和频率通常在一天之内和数天间均有波动，这种现象被称为"消长变化"或"起起伏伏"模式。这种模式可能会引起混淆，因为看起来孩子只在特定的情况下才会抽动，但抽动的本质是抽动确实容易"来回反复"。图雷特综合征患儿可能有许多不同的运动抽动和发声抽动，但头部和颈部抽动是最常见的，正如许多图雷特综合征患者报告的那样（图 2.1）。

秽语症是指使用猥亵或不可接受的语言。此病很少发生在幼儿中，只发生在少数患有图雷特综合征的成年人中，因此这不是诊断的必要条件（Cavanna et al., 2013）。秽语症非典型症状和罕见症状包括以下几个方面：

- 猥亵行为：猥亵的或不可接受的姿势、动作。
- 书写秽语症：写出淫秽文字的冲动。
- 模仿语言：重复别人的话。
- 模仿动作：重复别人的姿势动作。
- 重复现象：重复自己的单词、短语或声音。

其他一些抽动也很常见，但很少有人咨询，比如脚趾抽动。这种抽动可能会让孩子心烦意乱，但即便如此，很少有人会意识到它的发生。由于任何肌肉都可能发生抽动，一些儿童甚至会报告伴有疼痛感的腹部抽动。随地吐痰是另一种罕见的抽动，可能与患者感觉唾液过

6

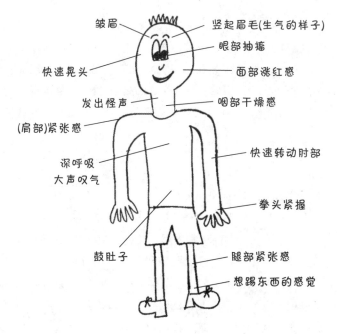

图 2.1　运动和发声抽动

多有关，也可能与恐惧症有关，因为这种患者可能有一种需要吐出细菌的感觉。

感觉先兆

许多抽动障碍和图雷特综合征患者所描述的抽动前感觉或"先兆感觉"与实际的抽动本身是分开的。这类感觉通常是出现在抽动之前的一种驱动、冲动、紧张、瘙痒或麻刺感（Kurlan et al., 1989）。如果一个人无法进行抽动的动作，他通常会出现短暂的感觉冲动增强[*]。一旦发生抽动，就会有一种如释重负的感觉，因为感觉冲动减少了。有时年轻患者会觉得，他们需要通过抽动来达到"恰到好处"的感觉，这可能是对先兆感觉的一种反应。

———————————

[*] 为了便于阅读，本书全文都使用了男性代词，但在特定情况下除外

暗示性感受

许多儿童和青少年患者反馈，当他们看到别人有抽动障碍或听到有人描述抽动时，他们就会有抽动的冲动。对于许多有抽动症状的人而言，谈论抽动就足以引发一连串的抽动动作和（或）声音。通常在临床中，当医生提到一种抽动时，孩子就会有一种想要进行这种抽动的冲动。

控制抽动

许多孩子可以在短时间内控制抽动。这通常是孩子学会的一种有意识的行为，特别是在某些场合，比如学校或舞台上。控制抽动需要保持一定程度的紧张。我们经常告诉家长，控制抽动有点像控制眨眼。你可以尝试停止眨眼，保持睁开眼睛几秒钟或一分钟，甚至两分钟，但迟早你必须眨眼。对抽动来说也是一样的：通过练习可以控制抽动，但这可能很难，尤其是在刚开始的时候。经过大量的练习，孩子可以在一定程度上控制抽动，但这只能解决部分问题；这在第 5 章中将会有更详细的描述（第 5 章介绍了抽动的心理治疗）。儿童控制抽动的尝试通常发生在学校或某些课程中。因此，当孩子从学校回家时，抽动会爆发似乎也就不足为奇了。孩子在白天会一直控制抽动，可能已经耗尽了继续这样做的能量，而且家庭中可能没有类似的强制因素来让他继续控制抽动，这些强制因素包括来自同学或老师不约而同的关注、评价和戏弄。

压力和放松

虽然压力不是引起抽动的直接原因，但它会加剧抽动。这些压力可能是在某节课或考试前。当孩子们兴奋时，抽动也会更加明显。据报道，在生日或特殊事件前后，抽动会更加剧烈。矛盾的是，有时当孩子放松时，抽动也有可能变得更明显。如上所述，孩子们在学校往往能控制抽动，而在家里，当他们处于一个更放松的环境时，抽动就会释放出来。如果孩子在家里频繁抽动，那么这是一个好迹象，因为他们可能感到放松和自在。不要对孩子评论您在他的抽动中看到的变化，尽管您可能不由自主地想这样做，但是不评价对孩子反而是有帮助的。

许多抽动儿童经常报告头痛。这可能与控制抽动时的紧张感有关，或者直接与头颈部的频繁运动有关。一些用于治疗相关症状的药物也会导致头痛，因此应该与您孩子的医生讨论这个问题。

抽动在青春期前和青春期往往会加重，在成年早期往往会达到一个相对稳定的平台期。有趣的是，一项特别的纵向研究（Pappert et al., 2003）表明，一组在儿童时期被确诊为图雷特综合征并进行过数年治疗的患者，多年后再次联系他们时，他们中的大多数人表明他们已经不再抽动了。

然而，当他们接受正式评估时，却被发现他们对抽动的主观评分似乎是不准确的，因为许多年轻人仍有某种形式的抽动。重要的是，并不是说这些人否认他们有抽动，而更有可能的是，他们已经习惯了抽动，因此很少察觉抽动发作。也有可能抽动障碍对成年人生活的影响程度远低于他们儿童时期在诊所接受诊断时的发作水平。

抽动是神经发育障碍的一部分

我们经常在诊所中看到儿童抽动和相关的共病症状。这些将在本书的第 3 部分详细说明。共病症状包括强迫行为、注意力问题、运动障碍或社交技能缺陷。有时症状不一定能完全达到诊断标准，但无论如何，孩子确实出现症状并可能因此受到伤害。因此，重要的是，家长和老师要能够意识到可能与个体抽动伴随出现的共病障碍。我们有时称之为"共患神经发育症状"。儿童和青少年心理健康诊所有很多这样的孩子，如果医生不询问，很容易忽略这些障碍。

评　估

询问临床症状时应确定孩子是否有短暂性抽动、慢性抽动或图雷特综合征。需要记录抽动的部位、严重程度、频率及诱发和缓解因素。也应与患儿家长讨论同时出现的共病症状，如注意缺陷多动障碍和强迫障碍，这在第 3 部分有详细介绍。

重要的是要了解抽动如何影响孩子在家庭和学校的日常生活和学习，同时要了解孩子的自尊心水平。

应当记录抽动障碍或强迫障碍的家族史。详细的用药史尤其重要，因为对少数注意缺陷多动障碍儿童来说，服用兴奋剂可能会诱发或加重抽动。了解孩子抽动的诱发因素是很有帮助的。常见的诱发因素包括玩电脑、看电视，在不熟悉或安静的环境中感到焦虑（如在电影院）、感觉放松或做作业时。同样，了解与减轻抽动有关的环境特征也具有启发性，例如，当孩子专注于一项活动时，或在学校的教室里或演奏乐器时。图 2.2 列出了一组图雷特综合征患儿的缓解因素和加重因素。

<table>
<tr><th>缓解因素</th><th>加重因素</th></tr>
<tr><td>
• 人人都了解抽动
• 被他人理解
• 不被取笑
• 只有个别朋友知道我的问题
• 在医生面前
• 了解自己的病情
</td><td>
• 在舞台表演时
• 感觉尴尬时
• 被另眼相看
• 当别人问我"你在干什么？"时
• 想象发作
• 出现睡眠问题
• 用电脑时
• 处于兴奋中
• 处于忧虑时
</td></tr>
</table>

图 2.2　哪些因素会影响抽动的发生？

与学校有关的问题包括是否有在校园中被欺凌和戏弄事件发生，以及孩子的学习能力。

评估方法包括儿童的精神状态检查和神经系统检查。详细询问病史和严谨的神经系统检查可将抽动与其他运动障碍（如迟发性运动障碍和舞蹈症）区分开来（表 2.1）。

抽动障碍与其他运动障碍的主要区别是：

•抽动发作频率呈现波动性。

•抽动的解剖学部位存在变化。

•抽动可能被暂时抑制。

•抽动有时会伴随先兆性冲动。

表 2.1　其他运动障碍

手足徐动症	缓慢发生的、随机、不自觉的动作，似乎"流转"到身体的不同部位。上肢的动作可能类似于书写动作
投掷症	快速、幅度大、几乎是"抛"式运动
舞蹈症	无意识的、不规则的、无目的的运动，随机地"流转"到另一个运动中，呈现"跳舞"样动作。更容易影响远端肌肉
肌张力障碍	无意识的持续肌肉收缩，产生扭曲或挤压的运动，可能影响姿势
肌阵挛	突然、短暂的肌肉运动，可能是由于肌肉收缩或肌肉张力丧失
迟发性运动障碍	由于长期服用抗精神病药物的副作用而引起的不自觉的缓慢扭转运动
震颤	围绕一个或多个点有节奏地震颤，通常是在关节处

　　儿童和青少年在诊所时可能会抑制抽动，因此在他们离开房间和面诊结束后进入走廊时观察他们是否抽动通常是一个好时机。鼓励家长记录孩子抽动发作的时间和频率，尤其是对一些比较频发或者复杂的抽动，带着发作日记（或者视频、记录单）来就诊对诊断可能会有帮助。但是并不鼓励家长花大量时间去做这种形式的记录，因为这样做可能会使家长过分关注儿童的抽动。

　　现有的一些评估工具有助于明确诊断，同样也有助于监测疾病进展和对疾病进行研究。这些测评工具中使用最广泛且最有效的是耶鲁综合抽动严重程度量表（YGTSS，Leckman et al., 1989），该量表对运动抽动和发声抽动的严重程度和损害特点可分别进行评估。还有一些更简短的问卷，如抽动障碍家长问卷（Chang et al., 2009），问卷中包含了一个简短的运动抽动和发声抽动列表，家长可以在评估之前先完成问卷，这样对之后的诊断会更有帮助。

　　患者的神经放射学检查，如脑电图（EEG）和结构磁共振成像（MRI）往往看起来是正常的。如果怀疑患有肝豆状核变性（一种常染色体隐性遗传疾病，铜在组织中积累而导致的疾病），则必须对血清铜离子浓度进行测定。除此之外，血液检查对于图雷特综合征的诊断没有什么帮助。欧洲图雷特综合征儿童和成人评估指南（Cath et al.，2011）对卫生专业人员应采取何种适当的评估方案来评估图雷特综合征患者进行了更详细的描述。

鉴别诊断

　　详细的病史通常足以确诊抽动障碍。与抽动相关的神经精神障碍包括孤独症、注意缺陷多动障碍、强迫障碍、精神分裂症和智力障碍。其他有明确遗传性的疾病，如亨廷顿舞蹈症和威尔逊病，或获得性运动抽动，如与创伤、脑炎或小舞蹈症相关的疾病也应予以鉴别。有时药物会诱发或加重抽动，这类药物包括兴奋剂、抗精神病药、抗抑郁药和一些抗癫痫药，如卡马西平。

第 3 章 >>

抽动障碍的病因

虽然图雷特综合征的病因尚不明确，但一些研究支持图雷特综合征是一种影响神经传递的遗传性发育障碍。此病会导致大脑中复杂的神经通路发生改变，这个通路被称为"皮质—纹状体—丘脑—皮质回路"（feeland Singer，2011）。图雷特综合征患者可能具有抽动的遗传易感性，这与大脑回路的结构和（或）功能变化有关。

遗 传

我们通常会发现来自同一个家庭的几个人都患有抽动障碍，在家庭成员中可能会跳过一到两代人出现抽动。但在诊所碰到的儿童中，超过一半的父母都曾被发现患有抽动障碍或其他常见的相关疾病，如强迫障碍。

图雷特综合征是一种遗传疾病，其证据来自对双胞胎患病一致率的研究（即双胞胎拥有相同症状的案例）。双胞胎研究表明，同卵双胞胎（来源于一个受精卵因而拥有相同的基因）在慢性抽动障碍方面的一致率为 86%，而异卵双胞胎（来源于两个受精卵）的一致率为 20%（Hyde et al.，1992；Price et al.，1985）。这表明基因确实在引起图雷特综合征方面起到一定的作用。

在同时患病的双胞胎的研究中，通常一名双胞胎患儿的症状比另一名更严重，表明尽管图雷特综合征具有遗传性，但其表现有很大的差异。这可能是由出生前或出生时，甚至是童年后的环境因素所导致的。

遗传学是一门复杂的学科，是建立在对染色体的研究基础之上。染色体造就了我们——它们携带着帮助细胞生存和发展的所有信息。

换句话说，染色体包含了我们的基因信息。我们每个细胞都有 23 对配对的染色体。染色体是由长而卷曲的脱氧核糖核酸（DNA）分子构成的。基因是 DNA 中携带特定特征或细胞活性的遗传密码的短片段（图 3.1）。

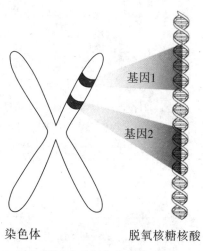

染色体   脱氧核糖核酸

图 3.1　染色体和基因

　　在图雷特综合征中，人们感兴趣的特定特征或细胞活性可能与一种基因有关，这种基因影响化学物质或神经递质的产生，而这些化学物质或神经递质参与了抑制运动、控制冲动、产生强迫行为等过程。

　　当科学家们研究遗传学时，他们会使用许多技术，如基因连锁分析，或观察基因的分子结构和功能。基因连锁分析是分析染色体上紧密相连的基因是否有共同遗传的趋势。因此，对图雷特综合征的基因连锁分析研究涉及密切观察染色体上的标记基因，以及确定图雷特综合征患者的遗传模式。研究表明某些染色体非常重要，包括 4 号、5 号、11 号和 17 号染色体（图雷特综合征协会国际遗传学联合会，1999）。其他一些研究强调了 2 号、6 号、8 号、11 号、14 号、20 号和 21 号染色体上的基因标记（Simonic et al.，2001）。

　　另外一些遗传研究方式包括观察染色体的结构，判断染色体本身是否有任何缺陷或偏差。据报道，图雷特综合征患者可出现几种细胞遗传学异常，包括 2 号、7 号、6 号、8 号和 18 号染色体异常（Crawford et al., 2003；Kroisel et al., 2001；Verker et al., 2003）。

研究人员评估了包括多巴胺受体、多巴胺转运体、去甲肾上腺素能基因和一些 5- 羟色胺转运体基因在内的各种候选基因。图雷特综合征很可能并非由单一基因致病，几种基因共同作用可增加患儿发展为慢性抽动的可能性。考虑到图雷特综合征经常与其他神经发育疾病同时发生，很可能也有几条染色体参与了这些疾病的表达。

总之，尽管基因研究很复杂，但我们可以确定，抽动儿童通常出现在多个成员有抽动障碍或强迫障碍病史的家庭中。我们也可以这样说，如果您的双胞胎同胞有抽动，您也有可能发生抽动，而同卵双胞胎比异卵双胞胎更有可能发生抽动。

虽然基因研究取得巨大进展，但尚未发现与图雷特综合征发病有关的明确的致病基因。

大　脑

图雷特综合征是一种复杂的疾病，抽动可在身体的许多不同部位间歇性发作，通常伴有感觉冲动的先兆、易受暗示、相关的强迫障碍或注意缺陷多动障碍，偶尔还会使用秽语等充满情绪的词汇。那么大脑的哪个部位能解释图雷特综合征的上述症状呢？客观地说，受影响的是几个大脑区域及其连接，而不是一个特定的区域。由于症状的严重程度和多样性差异很大，加之行为、大脑活动和对大脑结构的测量方式所限，对该病的科学研究还有很大的局限。图 3.2 显示了大脑和脊髓中与抽动相关的最重要的结构。

与抽动障碍有关的两个主要脑区域是皮质和纹状体。大脑相关研究表明，皮质—纹状体—丘脑—皮质通路参与抽动的表达（feeland Singer, 2011）。这是一个连接大脑皮质与纹状体和丘脑的回路，最后再返回大脑皮质。大脑这些区域的具体作用是什么？

皮　质

大脑皮质是大脑的外层部分，也就是灰质。大脑皮质的前额叶部分就在大脑皮质的前部。前额叶皮质与计划、组织和注意力有关。它

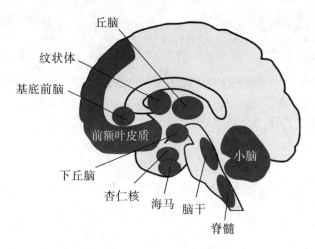

图 3.2 与抽动障碍相关的大脑和脊髓结构

对集中注意力、情绪、冲动、强迫观念、强迫行为和运动也很重要。

纹状体

纹状体是基底神经节的组成部分，基底神经节包含一组细胞（核团），参与促进随意运动。基底神经节从大脑皮质接收一种运动的信息。然后，通过启动运动并抑制相反运动，基底神经节通过选择适当的动作来提供帮助。基底神经节包括尾状核和伏隔核。尾状核参与运动，但也有许多其他功能。

丘 脑

丘脑通常被描述为"中继站"，因为大多数感觉信息（除了嗅觉）在被发送到大脑的其他区域之前先在丘脑中传递。丘脑被分为许多核，这些核专门处理不同类型的感觉信息。

大脑边缘系统

边缘系统是一组神经和网络，涉及情绪、情感和驱动，包括海马体、下丘脑、杏仁核和丘脑前部。

杏仁核

杏仁核位于边缘系统内。它是大脑的情感中心，涉及恐惧、焦虑和恐慌。

研究表明，患有图雷特综合征的儿童比正常儿童的前额皮质体积更大。功能影像学研究表明，抽动抑制与前额皮质的激活、改变（Peterson et al., 1998, 2001）及胼胝体（连接两个大脑半球的神经纤维带）中的白质减少（Plessen et al., 2006）有关。其他研究表明，运动皮层抑制功能受损会导致抽动。多种神经影像学研究表明，抽动患者存在尾状核体积减小和活动减少。有研究还描述了患有图雷特综合征儿童的一种亚群，他们没有患注意缺陷多动障碍，但似乎脑白质功能显著增强（白质在大脑中起连接作用），并且在抑制和指导其行为方面显示出相对的优势（Jackson et al., 2007, 2015），研究者提出这可能是由于患儿控制抽动的习惯而引起的。

神经递质

在大脑的各个部分中，所有运动、感觉和思维都是在化学水平上产生的。无论是运动、抑制、思考还是计划，大脑中负责执行其功能的都是神经递质。神经递质是化学信使，可以通过神经末梢传递信号。大脑中有几种神经递质，它们的功能各不相同。参与抽动表达的主要神经递质包括多巴胺、5- 羟色胺和 γ- 氨基丁酸。

从图 6.1 和图 6.2（在第 6 章"药物治疗"中）可以看出，与图雷特综合征有关的大脑区域（即前额叶皮质和纹状体）充满了多巴胺和5- 羟色胺神经递质的受体。因此，许多用于图雷特综合征的药物对这些神经递质有影响就不足为奇了。

多巴胺

多巴胺是一种神经递质，参与调节运动、奖励、愉悦和认知。它也与精神疾病有关。抽动障碍可以通过诸如多巴胺拮抗剂（多巴胺阻断）之类的药物来抑制，可因多巴胺激动剂加重。多巴胺拮抗剂通常用于治疗精神障碍类疾病，例如精神分裂症。多项神经影像学研究表明，图雷特综合征患者基底神经节中具有较高密度的突触前多巴胺转运蛋白和突触后多巴胺 D_2 受体。在图雷特综合征患者的后续研究中也发现了这一点。然而，除了多巴胺系统，皮质—纹状体—丘脑—皮质回路还包含其他几种神经递质，例如，5-羟色胺、谷氨酸、γ-氨基丁酸、去甲肾上腺素和阿片肽。这表明多种神经递质参与了抽动障碍的发生，也解释了为什么一种药物不能对所有儿童有效。

5-羟色胺

5-羟色胺是一种与情绪、焦虑、强迫和睡眠有关的神经递质。

γ-氨基丁酸

γ-氨基丁酸起到抑制神经递质的作用，这意味着它可以阻止神经传导。γ-氨基丁酸的增加可能会更好地控制抽动障碍。

环 境

妊 娠

已经有研究表明，患有图雷特综合征的儿童中有一部分出生时存在分娩困难，包括引产、脐带绕颈、产钳助产、新生儿黄疸、剖宫产和产程延长。据报道，引起图雷特综合征的共同危险因素是孕妇吸烟、妊娠前 3 个月恶心和呕吐，以及胎儿出生时体重低（Leckman，2002）。

男性性别是抽动障碍的危险因素，因此，研究人员推测，在胎儿大脑发育的关键时期暴露于雄激素（男性激素）会增加抽动的发生（Peterson，1992）。一些研究人员得出结论，图雷特综合征的发病可能与早期脑损伤导致的多巴胺系统改变有关。一名婴儿很可能出生时就对图雷特综合征具有遗传敏感性，当他经历过一件或几件特定的事件时，就会表现出这种敏感性。

儿童自身免疫性神经精神障碍

与链球菌感染有关的小儿自身免疫性神经精神疾病，通常称为儿童自身免疫性神经精神障碍（PANDAS），于 1998 年首次被发现（Swedo et al., 1998），涉及突然出现强迫障碍和（或）抽动障碍的一部分儿童。该病可能是由咽部链球菌感染引起的。

RANDAS 的诊断标准包括以下几个方面：

• 强迫障碍和（或）抽动障碍急性发作。

• 疾病发生在青春期之前。

• 急性起病。

• 发作间期症状明显减轻。

• 与链球菌感染有关，即咽部细菌培养阳性或抗链球菌抗体滴度水平上升。

• 相关的神经精神异常，如焦虑、不安、过敏、易怒、发育退化，包括"婴儿语言"在内的发育退步和书写能力下降。

神经影像学研究表明，一些有此症状的患儿基底神经节较大，提示大脑可能存在的炎症（Giedd et al., 2000）。

人们认为链球菌的细胞壁有与人体心脏、关节和脑组织等部位细胞分子相类似的分子结构。人体会将这些分子识别为外来分子，然后免疫系统产生抗体，与人类宿主分子发生反应，比如在心脏和大脑中发生反应。对 PANDAS 的诊断是基于病史的临床诊断（表 3.1）。实验室检测可能有用，例如咽部培养物中可发现 A 族乙型溶血性链球菌（Dale et al., 2002）。链球菌感染也会触发抗链球菌抗体的产生，这种抗体可以用滴度来衡量。症状刚开始时，滴度会很低，随着身体产生更多的抗体，滴度将在接下来的几周内升高。

上述诊断仍存在争议，主要是因为诊断标准不明确，且难以证明与链球菌感染有直接联系。许多儿童患有链球菌性咽部感染，但没有 PANDAS 症状。而一些孩子患有急性发作性强迫障碍，但没有链球菌感染。这导致研究人员为一种被称为儿童急性发作神经精神综合征的疾病制定了新的标准，该标准可鉴别急性发作强迫障碍，但也严格规定了食物摄入障碍和其他神经精神症状（Swedo et al., 2012）。其他研究人员发现了一种类似的情况，被称为特发性儿童急性神经精神综合征，其症状的出现可能是由感染、药物、毒素、血管异常、缺氧或自身免疫性疾病引起的（Singer et al., 2012）。

表 3.1　PANDAS、PANS 和 CANS

PANDAS	PANS	CANS
·突然发作的强迫障碍和（或）抽动障碍 ·与链球菌感染相关 ·运动亢进和神经运动异常	·突然出现强迫障碍或严重进食障碍 ·并且符合以下项目中的两项：焦虑、情绪不稳定、易怒、发育退化、学习成绩下降、身体症状如睡眠问题、遗尿或尿频加重	·突然发作的强迫障碍 ·其他特征包括焦虑、精神障碍、发育退化、对感官刺激敏感、情绪不稳定型抽动、书写困难、笨拙、多动

PANDAS：儿童自身免疫性神经精神障碍；PANS：儿科急性发作神经精神综合征；CANS：特发性儿童急性神经精神综合征

　　尽管存在这些争议，但研究人员发现，有一个亚组的儿童表现为突发性急性强迫障碍，伴或不伴有抽动。这种亚型与"寻常"图雷特综合征儿童的主要区别在于：症状突然出现，通常被描述为"戏剧性地发作"。

　　综上所述，抽动障碍或图雷特综合征的具体原因尚未明确，尽管图雷特综合征的表现如此多变，但研究人员已经确定了几种可能的病因，其中包括遗传和环境。

第 2 部分

治　疗

第 4 章 >>

与学校合作

　　教师和其他学校工作人员如果能对儿童神经发育障碍有良好的理解，会让孩子们在学校获得最积极的体验，也会让他们拥有最好的适应能力。显然，这种观念适用于图雷特综合征儿童，因为他们的抽动发作表现很容易被其他人看到。在学校采取积极的干预措施，不仅能够让孩子很好地管理抽动，而且还能帮助他知道：只要被大家理解，并得到正确的支持，生活中的挑战是可以克服的。

　　抽动会干扰注意力，具有破坏性且难以控制——Leslie Packer 和 Sherry Pruitt 在他们的著作 *Challenging Kids, Challenged Teachers: Teaching Students with Tourette's, Bipolar Disorder, Executive Dysfunction, OCD, ADHD, and More*（《障碍儿童及其教师面临的挑战：对于图雷特综合征、双相情感障碍、执行功能障碍、强迫障碍、注意缺陷多动障碍和其他障碍儿童的教育》）（2010）中将抽动障碍描述为"神经紊乱"。

　　重要的是，教师也要了解孩子可能存在的所有共病情况，并确保和家人分享有关孩子存在困难的相关信息。抽动可以通过肢体运动的方式干扰学习，例如，手的移动会干扰写作任务，眼睛的运动会干扰阅读。持续抽动也会影响专注力，使人们很难进行长时间思考。抽动对一些孩子来说可能是不舒服或痛苦的，也会让他们感到尴尬（比如使用不恰当的社交词语或手势）。这些因素会让孩子上课时很难长时间待在教室里。但孩子必须设法安坐下来（无论需要做出什么调整），只有这样才能确保他能够进入课程，并能和同龄人一起学习。图 4.1 展示了一名 10 岁图雷特综合征男孩所描述的抽动障碍对于他在学校的影响。

　　将患有图雷特综合征的儿童安置在一个支持性的环境中，工作人

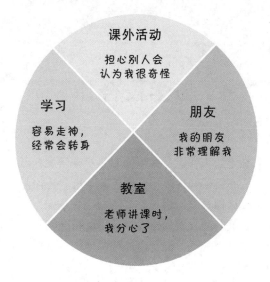

图 4.1　抽动障碍和学校

员了解或愿意了解抽动障碍和这类儿童的特殊需要，这是一件非常重要的事情。然而，抽动最频繁的时期通常是在青春期前，也就是孩子初中到高中的过渡时期，因此，这是一个需要特别警惕的时期，您孩子的所有教师都需要对这一时期的表现做好充足的准备。在孩子上中学一年级之前提前与学校联系会非常有帮助。预约一个单独的会面，描述您孩子的需求，强调他的优势和弱点，并提供有用的、准确的信息，这可能对孩子顺利入学非常有用。

提前做好计划非常重要，还应该在本学年结束前提前与下一学年的新代课教师进行接触，帮助新的教师了解什么是抽动的表现，什么不是，抽动如何随着时间的推移而变化，哪些因素加剧了孩子在学校的抽动表现，以及对您的孩子有效的应对策略。

由于抽动症状是显而易见的，那么重要的是不仅要为班主任提供信息，而且要与学校的所有工作人员，包括辅助教师和非教学人员提前做好沟通。

与学校工作人员沟通以下几点很重要：

- 随着时间的推移，抽动会呈现波动和变化——有时候孩子可能表现为多种抽动形式,有时候则很少。

• 抽动是有诱因的,如果孩子感冒的时候开始吸鼻子,可能在感冒痊愈之后,吸鼻子的表现还会持续很长时间。

• 抽动看起来像模仿。有时,抽动障碍儿童可以从别人(包括老师)那里学会某些他们无法控制,甚至可能意识不到的手势、单词或语调。

• 虽然孩子可能在某些时候能够控制一些抽动的发作,但他不会一直成功。

• 行为治疗或药物治疗并非对所有儿童都有效。

• 抽动不是孩子或父母的错。

• 抽动会让孩子感到疲劳。

• 抽动并不是阻止孩子参加某些活动或原谅孩子某些行为的一个很好的理由。

• 抑制抽动有时会让孩子分心,但如果孩子在学习中出现困难,这不太可能仅仅是由于抽动造成的,应该与孩子的老师探讨其他可能导致学习困难的原因。

Nussey 等最近的研究(Nussey et al., 2014)表明,给教师们提供一些关于抽动障碍的讲座和宣传资料可以显著改善他们对孩子的教育体验。有时家长担心这样做会给孩子贴上标签。但是,如果对抽动障碍有正确的认识,教师就能够很好地应对困难,并帮助其他同学更好地了解抽动障碍儿童。

给抽动障碍儿童的同学做一个讲座是非常有益的。我们几年前进行了一项研究(Nussey et al., 2013),其中 4 名孩子和他们的老师向他们的班级简要介绍了图雷特综合征。这些信息是由我们的临床团队和英国图雷特行动组织的同事提供的。研究结果表明,同学们从讲座中有所获益。他们反馈说,自己对抽动障碍有了更好的了解,并对抽动障碍的孩子表现出了更多的宽容。老师们报告说,他们对处理抽动障碍儿童的需求更有信心。重要的是,孩子的父母也对他们的孩子在学校适应方面更有信心。有趣的是,与那些离开教室的孩子相比,那些选择在老师演讲期间留在教室里的抽动障碍儿童似乎从简短但有益的干预中受益最大。

日常生活中，应当培养孩子的适应能力，让他们知道向其他人解释他们的抽动问题是明智的，这一点很关键。父母和教师可以给孩子提供最重要的支持，他们可以用最恰当的方式帮助孩子的同学或同伴们准确了解这一疾病。

除了确保每个人都了解图雷特综合征，以下方法也可以在课堂上帮助图雷特综合征儿童。

• 让学生坐在教室的一侧。不要坐到前排，因为抽动很容易被看到；但也不要坐在最后面，因为坐在后排容易分心。

• 让孩子坐在随和、宽容的同龄人身边，这样可以减少其他人对复杂抽动问题的负面反应。

• 不允许孩子因为抽动而回避某些活动，如阅读或写作。即使需要教师付出更多的努力，也要鼓励孩子完成任务。

• 家庭与学校的定期支持。通过电子邮件进行定期、简短的交流是最好的，也是谨慎的。重要的是，沟通的内容也应包括进展顺利的方面，而不仅仅是关注需要解决哪些问题。

• 在学生感到难以忍受时，为他提供一个可供"平静抽动"的空间会很有用。压力和焦虑会加剧抽动，所以如果孩子感觉可以控制自己的情绪，那么抽动的程度就会降低。然而，重要的是，这些"抽动中断任务"不是孩子随机要求的，而是为他们设置的。给有抽动的孩子一项定期的任务，比如给其他房间的人传话或在教室里分发练习本，都会很有帮助。对于大龄学生来说，在特定区域设有更正式或更具组织性的抽动中断任务可能会对减轻孩子抽动有帮助。

• 指定一个人或导师，让孩子在需要时可以寻求帮助。这可能是非常有益的，最好可以在每个学年开始时确定好。

• 对于那些容易忘记规则或在抽动情况下很难自控的学生，可以与他们签订一份附有定期回顾并和奖励条款的协议。即使只需要在一个特定时间段这样做，可能也是非常有益的。

• 请为您孩子治疗的医疗人员（可能是一名医生、职业治疗师、护士或心理医生）与学校联系，向工作人员提供帮助您孩子的建议，以及有关您孩子抽动障碍的特定症状的信息。

欺　凌

一想到孩子会因为抽动障碍而被取笑和欺负，他们的父母往往都会心神不宁。当计划让孩子从小学教育转向中学教育时，情况尤其如此。不过令人欣慰的是，患有抽动障碍的儿童通常不会被欺负，所以作为父母当然没必要假设这种情况会发生。然而，如果有抽动障碍的孩子报告说另一名同学对他不友好，那么就应该提前制订计划以尽量减少发生这种情况的可能性，并迅速采取行动，这样做对孩子是有帮助的。最重要的预防措施是通过使用清晰明了的"策略工具包"来确保您的孩子有足够的能力应对他自己的抽动障碍。

在抽动障碍儿童的"策略工具包"中，他应该对抽动障碍和图雷特综合征的基本知识有充分的理解，如本书第 1 部分所述。本书"参考信息"部分列出一些实用的书籍，您可以和孩子分享。孩子要能回答出同伴向他提出的任何问题。应该鼓励他忽视欺凌行为，如果他被取笑或欺负，他应该有一个明确的应对计划（例如，孩子应尽快与家长或教师交流）。孩子应该明白，其他学生对他不友善并不是他的错。每个学校都应该有一些应对欺凌的方法，一旦发生，他们应该立即执行。通常，如果欺凌者因为他的欺凌行为和后果被约谈，这种行为就应该不会再次发生。应该确保孩子认识到被欺凌不是他的错。

父母和孩子之间有一个清晰和开放的沟通渠道，这是必不可少的。父母应该保持冷静，尽快了解整个情况，当然这样做并不容易。

沟通是关键

如果父母和老师之间沟通得很顺畅，对孩子会有很大的帮助。大多数图雷特综合征儿童应该有一个针对他们的学习、行为、社交和情感功能而制定的支持性计划，并制定实现这些目标的战略方案（通常称为个人教育计划）。应组织家长和教师会面，讨论和审查目标。也可以通过布置课后家庭作业对孩子及其父母提出特殊的要求，特别是当孩子或父母感觉训练枯燥乏味的时候。如果家庭作业对孩子在家里时造成一定压力，就应该与孩子的老师或学校顾问详细讨论作业问题。

学生、家长和教师之间应重视在布置家庭作业和满足孩子合理要求方面达成一致。

　　研究表明，教师报告的行为问题和注意力困难往往少于抽动障碍儿童的父母（Christie et al., 2002）。这可能是因为抽动障碍的孩子在白天会拥有更加旺盛的精力去做一些事情（包括控制他们的抽动行为），但在放学回家后就变得松懈一些。家长和教师讨论时应牢记孩子会有这种潜在的行为模式，这对观察和管理孩子病情会有帮助。对儿童抽动行为的不同看法会导致家长和老师之间产生分歧，因此最好通过清晰、有规律的沟通及对孩子的优缺点的深入理解来改善这种关系。

第5章 >>

心理治疗

　　许多孩子并不介意自己的抽动问题，而另一些孩子则会感到沮丧或尴尬，或是因为经历了某些运动和发声抽动而感到身体不适或疼痛。

　　自20世纪70年代以来，已出现了几种对抽动障碍有效的心理治疗方法，且疗效均已得到验证。无论采取何种治疗形式，干预的一个基本部分是让儿童和他生活环境中的每个人（如家人、老师和朋友）都了解抽动障碍这种疾病。这种对抽动障碍的理解是抽动障碍儿童可以与该病实现共存的关键。一旦患有抽动障碍的人对疾病有了足够的了解，他就能够应对由于患有抽动障碍而带来的日常挑战。

　　心理干预往往倾向行为层面，这意味着这些干预措施需要儿童去学习、参与一些活动或做一些事情，以此来改变儿童的特定行为。认知疗法也被证明是有用的，特别是对青少年，他们将通过改变自身对抽动的思维方式而受益，而不是仅仅采取某些行动来控制抽动。

　　进行心理治疗最重要的前提是您的孩子已经被他的抽动症状所困扰，并准备尝试治疗，而不是您希望他停止抽动，或者当孩子的症状对他的老师或朋友造成困扰。应该永远记住，心理治疗不是一种可以治愈疾病的方法，但可能是让儿童与抽动障碍实现和平共处的一种重要的干预方法。

习惯逆转训练

　　习惯逆转训练是一种非常科学的行为干预疗法。这种方法从20世纪70年代就开始使用了。早在21世纪初，就有研究已经证实了习惯逆转训练是有效的。根据这些研究结果，在接受了包括习惯逆转训练在内的一系列行为治疗的儿童中，大约2/3儿童是有效的，他们的抽动行为减少了约1/3。一种被称为"综合行为干预"（CBITs）的方法，已经把习惯逆转训练作为主要内容。CBITs 是一种由多个模块组成的干预方案，包括习惯逆转训练、放松、功能分析和社会支持。该方案借鉴了以前研究中被认为有效的所有要素，以帮助孩子管理他们的抽动。

CBITs 的作者（Woods et al.，2010）指出，对于每个个体而言，抽动的发生与他生活中的外部和内部因素都有关系。

与抽动有关的外部因素的例子包括：让另一个人以批评的方式评论他的抽动，或者当孩子因抽动而做出一些不好的行为时，父母给他一个拥抱。这些行为会在无意中强化抽动，并可使抽动行为维持下去，特别是在上述情况下。一旦处于儿童外部环境中的人们意识到这个循环，他们就可以改变它，停止其中的关联，抽动就会减少。这种对行为的原因和后果的分析被称为"功能分析"。

内在的因素可能是孩子在抽动之前感到的紧张（一种"先兆冲动"），儿童可能有不同的词来描述抽动发生前的先兆感受，如紧张、压力、使人发痒等。在治疗中，孩子对于冲动（和抽动开始）的意识更明确，这使他能够在抽动发生之前采取一种措施来停止抽动。图 5.1 显示了抽动之前的冲动、抽动发生和抽动后的缓解之间的关联。这种模式建立了一个强化循环，在这个循环中，孩子不断地做出抽动动作，以此达到先兆冲动感觉的缓解。

图 5.1　冲动、抽动和缓解之间的联系

在治疗中，治疗师与孩子一起列出当前抽动行为的列表（即层次结构）。然后，治疗师引导孩子评估层次结构中的每个抽动动作对孩子产生困扰的程度。从列表中选择最令儿童困扰的抽动行为。治疗师会与孩子讨论当抽动发生时会有什么样的表现（例如，感觉到眼睑冲动，之后眨眼，继而头部抽动），这被称为抽动描述。通过这种方法，可以增加孩子对抽动发生前先兆冲动的认识，以及对抽动本身即将发生时候的感知，这一阶段被称为抽动意识。一旦孩子对抽动模式有了很好的认识，就可以练习一种应对方式，即竞争反应（或 Duncan McKinlay 博士描述的"抽动阻滞剂"；McKinlay，2015）。这一过程被称为"设计一个相互竞争的反应"。其方法在于在抽动发生之前，使用竞争反应来控制抽动行为。儿童必须能够忍耐抽动发生时的冲动，并保持竞争反应，直到感觉消失。表 5.1 罗列了一些常用的竞争反应。

表 5.1　竞争反应

运动抽动	
眨眼睛	控制眨眼
手臂抽动	把手放在腿上
舔嘴唇	舌尖抵着上颚
发声抽动	
吸鼻子	用鼻子和嘴巴缓慢地呼吸
大声喊话	撅起嘴唇

　　任何抽动都没有"完美"的竞争反应——最好的策略应该是由孩子和治疗师共同设计出来的。这样做有助于治疗师直接观察到儿童的发作特点及竞争抑制策略是否起效，通过练习，确认哪些策略可以有效地控制抽动发作，并建议孩子在一段时间内应用这种方法，最终确认哪一种竞争反应有效。

　　图 5.2 显示了使用竞争反应来控制抽动发生的模式。当孩子使用竞争反应时，他不会感到抽动发作时冲动减轻和减少。一些父母可能

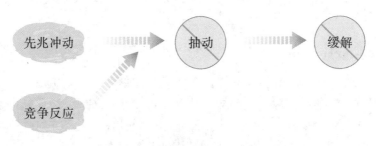

图 5.2　使用竞争反应来控制抽动

担心这种反应会让孩子感到不舒服，但情况并非如此，孩子很快就学会了忍受这些冲动（接受无法减少这些抽动的事实），并且对他能够成功地控制抽动感到非常高兴。

一些孩子发现，使用竞争反应相对容易，并且通过在日常生活中不断练习，它可以很自然地发生。虽然有些孩子可以通过这种方法控制他们的一些抽动，但对其他孩子来说，这个方法则要困难得多。眼部的抽动尤其难以控制。

确保从一开始就选择适合儿童的有效竞争反应是非常关键的。

对于竞争反应的选择，通常有4条指导原则：

1. 当竞争反应到位时，抽动不会发生。

2. 竞争反应不应该像抽动那样引人注目。

3. 孩子应该能够保持至少1分钟的竞争反应，或者直到冲动消失。

4. 实施竞争反应时不要使用道具（如裤子的口袋），因为这些"道具"可能在需要时并不总是能用得上。

儿童应在治疗中学习选择竞争反应的规则，这样一旦治疗完成，他们就可以把这一技术应用到将来可能发生的新抽动中。孩子与治疗师在一起时尝试竞争反应很重要，因为要确保它对孩子有效，不会妨碍孩子进行日常活动，如阅读、交谈或玩游戏。

事实上，治疗最重要的一点是，当孩子认为竞争反应是有帮助的时候，他就会开始在日常活动中使用它。他的家人并不总能预测到他会在什么时间如何控制他的抽动。父母必须敏感地意识到，孩子会在哪里及什么时间使用竞争反应。当家长或教师看到孩子练习控制抽动时，表扬他会对他很有帮助。当孩子在抽动时，父母或教师不应该去唠叨或评论孩子的抽动行为。

暴露反应预防

第二种非常相似的方法被称为暴露反应预防。在这种方法中，孩子们首先通过练习在一个较短的时间内压制他们的抽动，以此来获得对抽动的控制。在这种方法中，孩子们不必想出任何措施来对抗抽动发作，而是尽可能长时间地"忍住"，并逐渐延长他们不发作的时间。

在这样做的过程中，他们会习惯抽动之前不舒服的感觉，并会发现，即使他们不抽动，这种感觉也会随着时间而消失，这个过程被称为"习惯化"。在治疗中，通过讨论冲动并安排可引起强烈冲动的活动来增加对之前冲动的关注。在治疗期间，孩子和他的家人大部分时间都在练习暴露和反应预防，孩子通常能在较长时间内控制抽动，即使是在抽动强烈的时候。

这种方法似乎对年龄较小的孩子，或对那些抽动症状复杂而想要更好控制自己抽动行为的孩子特别有帮助。孩子们反复有选择地进行抽动控制，直到这种控制变得简单易行。许多患有抽动障碍的儿童甚至成年人，都表示即使没有正式治疗，他们也会经常无意识地、定期使用抽动抑制策略来学习控制抽动（Matsuda et al., 2016）。有趣的是，那些报告能够有效控制抽动的人，他们的生活质量似乎也更高。

研究证明，这两种治疗方法对 5 岁以上的孩子有效。当然，父母和教师的支持对 5 岁以下的孩子可能更重要。

考虑到抽动会随着时间的推移而消长和改变，学会一种策略来控制抽动的好处是，如果另一个烦人的抽动出现了，那么孩子就有希望应对它。

随着时间的推移，抽动障碍患儿对于抽动的控制会变得更加自如。就像我们第一次学习一项技能，比如骑自行车、触屏打字或编织，需要付出巨大努力一样，通过不断的练习，任务会变得更加自动化、更容易、更高效。慢慢地，孩子就会发现，在他的日常行为中，如说话、写作、吃饭或玩电脑游戏时，他也能够运用这些应对方案完成任务。

社会支持

父母通常是治疗中的联合治疗师，因为他们可以在孩子使用竞争反应时提供鼓励和支持，并且在孩子不自主抽动发生时忽视它。通过给予表扬，会让您的孩子对使用这些策略感觉良好，这也能帮助他更有效地去学习这些策略。

许多治疗师使用奖励制度来维持孩子和家人训练的动力，特别是在一些困难的日子里，因为可能会有其他重要的事件分散了孩子对控制抽动的注意力。同样重要的是要记住，评论抽动本身是没有帮助的，但注意到孩子何时成功地控制了抽动，并给予他微笑或点头支持，可能对孩子是一种很好的鼓励。然后，在孩子积极应对抽动时给予他奖励，而在他偶然抽动时应选择忽视，这种时候孩子可能正在专注于比控制抽动更重要的事情。

遗憾的是，英国和美国的研究表明，为图雷特综合征患者提供行为治疗的机构有限，训练有素的治疗师也很少（Woods et al.，2010）。有时，医生不了解关于抽动障碍的行为和心理治疗方面的研究，家长们可能也不知道要与孩子的主治医生提起这件事。如果孩子被他的抽动所困扰，或者抽动引起他的不适，您可以使用本章中的信息告知孩子的主治医生有这种形式的治疗，并询问当地或专科诊所是否提供相关治疗。

新举措

最近，有几项新举措增加了行为治疗的可行性。第一个令人兴奋的新举措是利用远程医疗（如 skype）提供的综合行为干预方案（CBITs），其中治疗师和孩子可以在线上一起工作，而不是坐在同一个房间。研究及临床经验表明，与面对面坐在同一个房间的治疗一样，在提供治疗和相关工作方面，远程医疗是一种可接受的方式（Himle et al.，2012；Ricketts et al.，2015b）。这意味着家庭和治疗师可能相距几百英里，但仍然能得到有效的治疗。

另一种方法称为集中门诊治疗（Blount et al.，2014）。儿童在连续 2~3 天内集中接受综合行为干预方案或暴露反应预防，并在几周后进行后续干预，其间让儿童和家庭有时间练习这些策略，以便更好地应用于儿童的日常生活。我们的经验是，对那些不可能每周都去专科诊所接受很长一段时间治疗的家庭很有效。

考虑到抽动障碍患者及其家人与其他抽动障碍患者一起会面可能带来的好处，我们调整了 CBITs 方案，使其能够同时在一组儿童（通常是 6~11 名儿童）及其家人中实施。小组干预后抽动立即减少的患儿数量略低于一对一治疗组。1 年后的随访报告显示，小组干预组儿

童的抽动持续时间少于个别化干预组儿童。重要的是，CBITs 小组干
预组儿童的入学率似乎更高，抽动控制能力也很强，这似乎与良好的
生活质量有关（Yates et al.，2016）。研究发现，小组干预方法减少了
等待治疗的人数，提高了治疗师的工作效率，还培训了社区诊所的初
级工作人员，使他们有能力提供治疗。然而，为了有足够的孩子参加
小组，需要有一项服务来保障有足够数量的、因抽动障碍而受到困扰
的转诊儿童。

最近，欧洲和北美的研究人员修改了教材，并在网站上提供行为
治疗方案（如 www.tichelper.com）。有些方案仅通过访问网站干预，
而没有与治疗师互动；而在另一些方案中，儿童与治疗师一起互动，
他们主要使用电子邮件和文本，通过计算机跟踪治疗。目前，我们还
在观望这些方法是否能够成功，以及家庭对它们的接受程度。但就为
更多儿童提供治疗的目的而言，特别是那些不在专科中心附近居住的
儿童，这种治疗方案肯定是有帮助的。

令人鼓舞的是，研究表明，提供治疗的人员不一定是心理学专家。
经过适当培训的作业治疗师（Rowe et al.，2013）和护士（Ricketts
et al.，2015a）也可以在接受督导的条件下，在诊所为患者提供有效的
治疗，这种治疗可以使接受干预的患儿获益。

误 区

一些家长对于抽动障碍的行为疗法存在误区，他们不确定是否要
为孩子寻求帮助。因此，帮助家长和孩子了解抽动障碍，避免他们陷
入误区是很有必要的。

**如果我的孩子能控制抽动发作，那么他不主动控制的时候，他的
抽动会不会爆发出来？**

研究表明，练习控制抽动整体上会减少抽动。而且我们发现，即
使孩子尝试控制了一段时间之后再评估他们的抽动行为，也看不到"反
弹"现象；如果要说有什么变化，那就是（抽动行为）略有减少。

**如果我的孩子控制了一种抽动的发作，其他抽动形式会不会变得
更严重？**

事实恰恰相反：通过研究发现，学会控制一些抽动可能会让患儿

所有的抽动都稍微减轻一点——即使是那些并没有被训练控制过的抽动也同样减轻。

如果我的孩子忙于与抽动作斗争，他会不会很难把注意力集中到其他事情上？

当孩子第一次学会控制他们的抽动时，肯定需要付出一些努力，所以在重要的课程或考试中最好不要去练习。不过，控制抽动对他们注意力的影响很小，而且可能随着孩子的进步而逐渐消失。

如果我的孩子遇到其他有抽动障碍的孩子，他会从他们身上习得新的抽动行为吗？

确实，抽动是容易受暗示的，孩子们可能会短暂地从其他抽动障碍患者那里习得新的抽动行为。然而，这些新习得的抽动只是短暂的（通常只持续 1~2 天）。

和图雷特综合征一起生活

最近，抽动障碍的临床研究已经转向评估涉及更广泛层面的心理治疗方式，这些治疗试图为儿童提供能够与图雷特综合征更好相处的手段，而不仅仅是控制他们的抽动。当然，这些方法也可能是适应抽动障碍的一个重要组成部分。研究显示一项旨在将抽动、自尊、焦虑管理、注意力和多动障碍管理纳入更广泛关注范围的干预措施是有效的（McGuire et al.，2015）。

第6章

药物治疗

关于治疗,有一点很重要,那就是要从一开始就知道,到目前为止,还没有特定的药物可以使抽动永久停止。药物的最好效果是在一段时间内减少抽动的频率或强度。因此,应该强调,使用药物的目的是让孩子在学校和家里的抽动表现控制在可接受的水平之内。

用药时应尽量使用最低的治疗剂量,并逐渐调整剂量以达到治疗效果,同时要注意可能出现的副作用。家长和孩子应该了解抽动障碍的性质(即抽动情况会有起有落,在抽动的反复过程中可能需要增加药物的用量)。临床医生和家属应该监测治疗的结果,无论是抽动频率的减少或严重程度的减轻,还是心理健康的改善都应进行监测。如第1部分提到的,评分量表通常有助于监测抽动频率。

大多数专家认为,在儿童抽动障碍的发生发展过程中,应该在不同的时间尝试不同药物。我们发现,有时重新使用一种之前尝试过但没有效果的药物可能会有效。因此,在使用药物方面存在一种反复试验的方法,但遗憾的是,可供选择的药物是有限的。

适应证

目前有许多关于药物使用的指南和论文。关于剂量和副作用的更多详细信息,参见 Roessner 等 2011 年的研究。

以下情况通常应考虑药物治疗(表6.1):

• 疼痛或不舒服:突然反复的抽动可能会引起疼痛,尤其是头部和颈部的抽动。偶尔抽动会引起头痛或偏头痛。

• 自伤行为:一些抽动涉及反复击打自己或其他形式的自伤行为。

• 社会问题:往往其他人对抽动的反应对患者造成了巨大的压力。

有时，抽动非常严重，以至于患病的儿童或年轻人会想要退出社会群体。这种情况引发的焦虑不应被低估。

• 功能障碍：抽动可能会阻碍孩子在学校的学习，有的是由于抽动的性质造成的，比如写字或执行一项任务过程中的抽动发作，有的则是因为在教室里持续抽动让孩子身心疲惫不堪。

表 6.1　抽动障碍的药物治疗

抗精神病药物	非典型抗精神病药物
氟哌啶醇	可乐定
利培酮	胍法辛
舒必利	丁苯那嗪
阿立哌唑	尼古丁贴片
喹硫平	肉毒杆菌毒素

药物治疗的科学依据

正如第 1 部分所提到的，有证据表明抽动障碍患者的大脑中存在神经递质通路功能障碍。有研究支持多巴胺系统不平衡的假说。鉴于图 6.1 所示抽动障碍患者大脑关键区域存在丰富的多巴胺受体，这一理论并不奇怪。研究表明，抽动障碍患者脑内纹状体和皮质的多巴胺受体数量增加，基底神经节多巴胺转运体的结合存在异常，使用兴奋剂后患儿多巴胺释放量高于正常儿童。因此，通过阻断突触后 D_2 受体来调节多巴胺能代谢是抽动障碍治疗药物的主要作用机制。

多巴胺系统在抽动障碍中占主导地位，但其他系统，如 5-羟色胺、去甲肾上腺素、谷氨酸、GABA-氨基丁酸和阿片系统都可发挥作用。5-羟色胺通路如图 6.2 所示。

很可能所有这些系统都是相互连接的，并且都起一定的作用。

抗精神病药物

抗精神病药物可阻断大脑基底神经节多巴胺受体，尤其会阻断多巴胺 D_2 受体。这种方法可以减少抽动，然而，受体的大量阻断也会引起副作用。

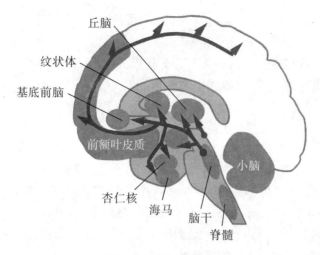

图 6.1 多巴胺通路

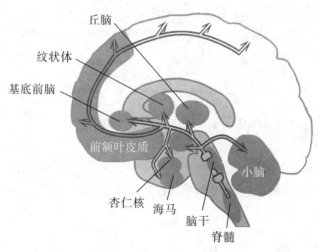

图 6.2 5-羟色胺通路

氟哌啶醇和哌迷清（匹莫齐特）自 20 世纪 60 年代开始使用，在随机双盲对照试验中被证实是有效的（Sallee et al., 1997；Shapiro et al., 1989）。在这些研究中，孩子们不知道自己服用了什么药物，而评估结果的人也不知道。为了避免任何误差，给每个孩子分配的药物都是随机的。在英国，研究人员在心电图监测中发现哌迷清对心脏存在不良影响，因此它很少被用于儿童。

哌迷清和氟哌啶醇的副作用包括其他运动问题，如肌张力障碍和躁动（静坐不能），以及多巴胺阻滞导致的假性帕金森病。其他副作用包括焦虑、高催乳素血症和食欲增加导致的体重增加。

苯甲酰胺类药物

苯甲酰胺类药物，如舒必利和阿米舒必利（氨磺必利）也是选择性多巴胺 D_2 受体拮抗剂。由于它们具有高度的选择性，它们的副作用比氟哌啶醇少。一些研究显示舒必利疗效良好（Ho et al., 2009；Robertson et al., 1990）。主要的副作用是镇静，有时还会导致抑郁，引起食欲增加和催乳素分泌增加。

非典型抗精神病药物

非典型抗精神病药物通过部分阻断多巴胺和 5- 羟色胺受体发挥作用，由于副作用减少，与典型神经抑制剂相比，非典型抗精神病药物通常是一种更好的选择。研究表明利培酮对治疗抽动有效，尽管也会出现体重增加的问题，但是总体副作用比氟哌啶醇少（Scahill et al., 2003）。利培酮也有助于减少抽动障碍的攻击性行为，改善睡眠问题。英国这类常用的药物还包括喹硫平（Mukaddes et al., 2003）和阿立哌唑（Yoo et al., 2006）。尽管哌迷清在欧洲和美国可以使用，但由于担心其对心脏的副作用，英国临床医生并未广泛使用该药物。

去甲肾上腺素能药物

去甲肾上腺素能药物，如可乐定、胍法辛和托莫西汀通常用于抽动障碍合并注意缺陷多动障碍的儿童。使用这类药物来控制抽动的随机对照研究比用神经抑制剂的随机对照研究少得多。然而，研究表明，可乐定，即一种 α_2 肾上腺素能突触前激动剂，可以有效减少抽动（Leckman et al., 1991）。不良反应包括镇静、头痛、口干，有时还有抑郁表现。可乐定还会降低血压，因此需要监测血压，该药不能突然停药，因为突然停药可能会导致血压迅速升高（反弹性高血压）。胍法辛作用于突触后 α_2 肾上腺素能受体，对抽动障碍和注意缺陷多动障碍的儿童同样有效（Scahill et al., 2001）。

替代药物

四苯喹嗪是一种囊泡型单胺转运体 2 型抑制剂，它消耗突触前多巴胺和 5- 羟色胺并阻断突触后多巴胺受体。只有少数研究显示其有效，不良反应包括嗜睡、恶心和一些运动障碍（Kenney et al., 2007）。

尼古丁已被证明有一定的治疗作用，无论是口香糖还是贴片形式，有报道称它能有效地增强氟哌啶醇的疗效（Silver et al., 1996）。肉毒杆菌毒素注射已被用于治疗局部抽动，效果良好，尤其是在声带痉挛的治疗方面，常用于解决特别困难的发音痉挛（Porta et al., 2004）。

抽动障碍儿童并发症的治疗

长期以来，人们一直担心用于治疗注意缺陷多动障碍儿童的兴奋剂药物（如哌甲酯）可能会诱发或加重一些患儿的抽动。然而，仅凭这一观察结果并不一定证明这类药物在治疗图雷特综合征合并注意缺陷多动障碍时存在禁忌。研究表明，一些儿童在服用兴奋剂类药物后抽动症状反而有所改善（Gadow et al., 1999; 抽动障碍研究组，2002）。如果注意缺陷多动障碍症状能得到缓解，孩子可能会受益良多。应该向家属解释抽动障碍可能会加重，如果抽动确实突然加重，应立即重新评估治疗方案。鉴于抽动障碍会反复出现自然波动倾向，在服药后数月内仔细监测药物反应是很重要的。如果抽动症状看上去对孩子产生了重大影响，医生和家长则应重新商讨以确定接下来的治疗方案。

选择性 5- 羟色胺再摄取抑制剂，如氟西汀或舍曲林，可用于治疗抽动障碍共病强迫障碍患者的特定强迫症状。

总之，使用药物时应谨慎，但有许多研究表明多巴胺阻断药物和

α_2肾上腺素受体激动剂有很好的改善效果。临床医生在治疗患有特别困难的慢性抽动障碍儿童时，连续使用3~4种不同的药物也并不罕见。建议读者查阅一些国内和国际指南，这些指南会定期审查修订，以提供合适的建议（欧洲指南参见 Roessner et al.，2011；加拿大指南参见 Pringsheim et al.，2012）。

第7章 »

神经外科治疗

从 20 世纪 60 年代开始，手术治疗图雷特综合征的相关报道已有 30 多篇。手术方法为切除大脑部分区域，即"白质切除术"。需要进行手术的区域包括前额叶皮质、边缘区和丘脑。就像精神病学中许多早期脑部外科手术一样，这些研究也存在局限性，即其结果不能量化，并且入选病例没有严格遵循适用于所有病例的标准及指南。虽然有一些成功的案例，但也存在某些非常严重的并发症。由于该方法所选择的区域较为广泛，因此研究意义有待商榷。

20 世纪 70 年代，一组报告显示，9 例图雷特综合征患者在接受单侧或双侧丘脑板内核和内侧核切除手术后，抽动频率降低了 50%~100%（Hassler et al.，1973）。更重要的是，副作用及并发症很少。之所以选择丘脑，是因为它最初就被用于图雷特综合征的深部脑刺激研究。

深部脑刺激

深部脑刺激是一种电磁脑刺激疗法，它使用脉冲发生器，通过电极与目标脑区接触，对大脑组织的特定区域进行连续刺激。如图 7.1 所示，深部脑刺激通过颅骨上的一个孔将电极植入与疾病相关的目标脑区。植入电极时需要具有精确的神经成像技术及电生理记录，这些技术可以识别目标脑区的解剖边界。

电极处于正确位置后，将内部脉冲发生器插入皮肤下，位置通常靠近上胸部的锁骨。电脉冲是可调的，因此可能需要花费一些时间进行微调才能获得足够的效果。

自 20 世纪 80 年代末以来，深部脑刺激已被广泛用于治疗慢性帕金森病患者和其他运动障碍患者，并取得了显著的成功。然而，必须指出的是，治疗的真正机制仍不清楚。

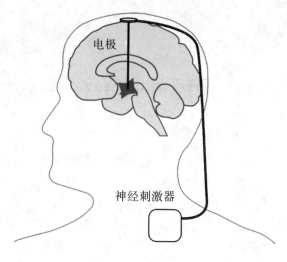

图 7.1 深部脑刺激

图雷特综合征患者深部脑刺激治疗研究

　　深部脑刺激治疗在帕金森患者中的成功，不仅缘于临床专家对疾病原因的深入理解，还缘于对动物（动物模型）的研究，这些研究提高了对该病解剖学和生理学的理解。然而，图雷特综合征潜在的神经回路和生理机制尚不清楚。第一个关于深部脑刺激治疗图雷特综合征的研究始于 1999 年。目标脑区是一个特定的区域，涉及丘脑正中核、腹内侧核和室旁质（Vandewalle et al., 1999），20 世纪 60 年代的外科研究将以上区域进行切除。研究者认为，这些区域参与建立了一个功能失调的异常皮质—纹状体—丘脑—皮层回路，涉及基底节区和丘脑，导致皮质兴奋增加，丘脑抑制减少，这将引起无法抑制的不自主运动，进而导致抽动发生。该团队进行了几项研究，成功率各不相同，抽动频率减少了 72%~90%。该团队还发现，图雷特综合征患者的强迫症状也有所改善（Visser-Vandewalle et al., 2003, 2006）。

　　自 1999 年以来，出现了许多针对丘脑内核和内苍白球进行功能改善治疗的外科病例报告。至少有 9 个不同的大脑区域已被识别出来并用于深部脑刺激治疗。这些目标脑区包括腹侧纹状体基底神经节、丘脑皮质感觉运动回路和边缘系统相关回路的一部分，这些部分被认为与图雷特综合征症状有关。目标区域的选择取决于临床医生对该疾病的理解。有些目标脑区选在感觉运动区域，是因为研究者将图雷特综合征看作运动障碍，而有些目标脑区选在边缘区域，是由于研究者将抽动视为一种强迫或无法抑制的行为。大多数研究都是个案研究，少数研究涉及多名患者。

2008 年，意大利的一项研究报告了 18 名接受深部脑刺激治疗的患者，刺激的区域涉及丘脑和束旁区域（Servello et al., 2008）。在深部脑刺激治疗 12 个月后，抽动症状改善了 65%。

2007 年，美国克利夫兰的一项研究发现，对 5 名抽动障碍患者进行深部脑刺激治疗后，患者运动和发声抽动明显减少，且疗效持续了 3 个多月（Maciunas et al., 2007）。

对这些研究结果进行比较非常困难，不仅是因为不同研究选择的病例标准和症状存在差异，而且还因为选择的脑靶区和患者共病情况也存在不同。另外，还需要注意研究中的偏倚，例如，治疗成功的病例比不成功的病例更容易发表。

除外科手术本身以外的并发症，如血肿、出血、疲劳、偏瘫（一侧身体瘫痪）、抑郁和精神错乱外等，对于临床医生而言，现在已有明确的深部脑刺激治疗指南（Mink et al., 2006；Müller-Vahl et al., 2011）。英国临床研究的入选标准如下：

• 患者必须年满 25 岁。
• 患者患有严重的慢性抽动障碍并伴有功能受损。
• 患者已接受足够剂量的药物治疗，但效果不佳。

排除标准包括：由其他神经系统原因引起的抽动，以及任何增加手术风险的显著社会心理因素，如依从性较差的记录。

尽管已有近 80 名患者进行了深部脑刺激研究，但深部脑刺激显然仍是一项临床试验，需要严格的伦理审批、指导及进一步研究。

第8章 >>

未经验证的治疗方法

对于每一个图雷特综合征家庭来说，都希望找到一种治愈的方法，哪怕是一种能对抽动症状产生持久影响的治疗方法也好。遗憾的是，如上所述，对于大多数儿童而言，即使是经过充分研究及验证的治疗方法，抽动症状通常也只能减少 30%~40%。

许多家庭尝试了各种各样的治疗方法。有些家庭在尝试了不同治疗方法后确实改善了孩子的抽动症状。一般情况下，医生会建议家长选择疗效可靠的疗法。下文介绍了一些疗效有待验证的方法。请注意，这不是详尽地罗列，而是概述，实际上这类方法可能还有很多。

针 灸

针灸属于传统中医治疗，将细针刺入身体某些部位以达到治疗的目的。针灸疗法基于这样一个理论，即能量在人体的经络中流动。有证据表明，这种疗法可以刺激皮肤下的肌肉组织和神经。对于抽动障碍患者来说，治疗目标是减少或消除抽动症状。在过去的 20 年里，关于图雷特综合征患者针灸治疗的研究非常多。然而，迄今为止，这些研究的质量较低，而且现有的临床报告中几乎都没有直接指出这种干预的益处。

颅骶骨治疗

颅骶骨治疗是轻抚颅骶骨系统（骨头、神经、体液、头盖骨和脊柱的结缔组织）来平衡身体的治疗方法。几乎没有证据支持这种形式的干预有助于控制抽动。事实上，在对幼儿使用的过程中已经出现了安全性问题。

口腔矫正器（牙齿矫正器）

近年来，口腔矫正器（牙齿矫正器）在降低儿童抽动症状方面的优势得到广泛宣传，但却少有令人信服的证据支持它。牙齿矫正器在牙科领域被称为"咬合夹板"，它是一种可拆卸的牙套，一般情况下用于治疗颞下颌关节功能障碍。支持这种治疗方式的治疗者认为，颞下颌关节排列异常可以通过三叉神经脊核反射引起抽动，而无需大脑参与。有报道称，佩戴牙齿矫正器可以减少慢性抽动障碍患儿的抽动症状。为了确定该项干预是否确实有效，美国抽动障碍学会（Tourette Association of America）资助了一项临床试验，这项试验正在进行中。该治疗的费用可能高达 10 000 英镑（15 000 美元），患儿家属需要慎重考虑。

体育锻炼

实验室和社区研究表明，经常锻炼有助于减少抽动。事实上，许多研究均表明有规律地锻炼可以改善发声抽动和焦虑。研究表明，短时间的运动，如玩 1 个小时的 Wii Fit（一种体感动作游戏）（Liu et al.，2011；Nixon et al.，2014）或者进行 30 分钟的有氧运动（Packer-Hopke et al.，2014）对减少抽动和改善情绪有一定的效果。我们与抽动障碍患儿打交道的经验表明，参与某种形式的运动，如蹦床、足球，甚至放学后散散步都是有益的。但是，我们需要更多的研究来了解哪种类型的运动更有益。总体而言，体育锻炼是有趣的，可以帮助孩子对自己产生积极的感觉，提高他处理压力的能力。

专注于音乐

尽管这方面的研究有限，但许多患者报告称，当他们弹奏乐器或唱歌时抽动会减少。这并不奇怪，因为当大多数人专注于某项活动时，他们的抽动都会减少。最近一项研究（Bodeck et al.，2015）表明，来自德国的一组患者在听或演奏乐器时报告抽动的次数较少。许多图雷特综合征患者均表示，专注于一件事，例如，玩蓝丁胶之类的黏合剂、嚼口香糖或吮吸煮熟的甜食，对减少抽动是很有帮助的，尤其是对于难应付的发声抽动或者会分散患者注意力的运动抽动而言。对于某些患者来说，在他们走路或戴着耳机听音乐时，跟着音乐的节奏打节拍可能会使他们的抽动明显减轻。

营养补充剂

据我们所知，没有充分的科学证据表明任何特定的饮食或补充剂会减轻或加重抽动症状。德国学者 Kirsten Müller-Vahl（Müller-Vahl et al., 2008）进行了一项研究，调查了图雷特综合征患者饮食情况。研究结果表明，含咖啡因和（或）含糖的饮料可能会加重抽动症状。也有人建议研究镁和维生素 B_{12}，因为它们可以改善抽动，但据我们所知，迄今为止尚无研究结果。

一些家庭报告显示，如果避免食用某些食物，抽动就会有所改善。在遵循饮食均衡原则的基础上，可以尝试避免某些食物，观察是否对减少抽动有帮助。

结 论

父母应该警惕那些花费高或者可能给家庭和（或）孩子带来潜在痛苦、失望或不适的治疗。作为父母，您可以充分考虑现有的信息，并决定哪种治疗最适合您的孩子。如果您不确定，可以找一个声望高且值得信赖的健康专家来讨论您的想法，或评估某项治疗的利弊，这也是一个不错的选择。

第 3 部分

共病的特征和状况

第9章 >>

注意缺陷多动障碍

什么是注意缺陷多动障碍？

注意缺陷多动障碍（ADHD，俗称多动症）是图雷特综合征最常见的共病。注意缺陷多动障碍表现为持续注意力不集中和（或）多动或冲动，造成儿童功能或发展的负面影响，这些困难表现一般出现在12 岁之前。

注意缺陷多动障碍有多普遍？

全世界有 3%~10% 的儿童患有注意缺陷多动障碍，成人的患病率较低，约为 4%。男孩的发病率是女孩的 2~3 倍。

注意缺陷多动障碍的特点

注意缺陷多动障碍可以表现为注意力不集中型、多动型和冲动型，或者这三种症状的组合。主要特征如表 9.1 所示。

表 9.1　注意缺陷多动障碍的特征

注意缺陷	多动	冲动
粗心	烦躁	在提问未结束之前脱口
难以保持注意力	无法安坐	说出答案
看上去似听非听	运动过度	不停地打断别人的谈话
无法完成任务	玩耍时很嘈杂	难以轮流等待
逃避需要保持注意力的任务	活跃，忙个不停	
组织任务方面有困难	话多	
容易丢东西		
容易分心		
健忘		

　　观察注意缺陷多动障碍儿童的一个有用的方法是他们有类似"刹车失灵"的状况，大多数儿童可以对他们的行为和思维进行常规控制，但这对注意缺陷多动障碍儿童而言则是一个挑战。年幼孩子的注意力不集中通常表现为很容易感到无聊，除非参与他非常喜欢的任务，比如与电脑有关的事情。在青少年时期，这些症状可能稍有不同，青少年在他们的任务中会因走神而犯错误，或者经常表现得像在做白日梦。过度活跃的表现也因个体年龄的不同而有所不同，但通常注意缺陷多动障碍儿童似乎总是忙个不停。注意缺陷多动障碍儿童可能会在整个用餐过程中很难坐在餐桌旁，或者在课堂上难以安静地坐在自己的座位上。

　　冲动通常表现为没有耐心。注意缺陷多动障碍儿童可能会在排队时难以等待，或者别人还没说完就打断别人，或者可能会在课堂上脱口说出答案，而想不到要先举手。

什么原因可引起注意缺陷多动障碍？

　　注意缺陷多动障碍和图雷特综合征均是由儿童大脑中的运动和制动（抑制）系统成熟较慢引起的。这些大脑区域不仅涉及内部结构，还包括结构之间的连接（额纹状体 – 小脑回路）。脑成像研究（Shaw et al.，2006）表明注意缺陷多动障碍儿童比正常同龄儿童的成熟落后了两年。

注意缺陷多动障碍和图雷特综合征

　　20%~30% 的注意缺陷多动障碍儿童同时患有抽动障碍，约 2/3 的抽动障碍儿童符合注意缺陷多动障碍的诊断标准。

　　像所有的神经发育障碍一样，注意缺陷多动障碍对患儿造成影响的程度不同，但诊断抽动障碍时应当同时考虑到注意缺陷多动障碍的影响，这一点很重要。许多有轻度注意力不集中的抽动障碍儿童可能不同时符合注意缺陷多动障碍的诊断，但如果能帮助他们在家里和教室里集中注意力，他们的抽动症状将会减轻。一名抽动障碍儿童有可能只在一个地方（如在家里而不是在学校）表现出轻微而短暂的注意力不集中，这种情况不大可能被诊断为注意缺陷多动障碍，但肯定值得与负责儿童健康的卫生专业人员讨论。

注意缺陷多动障碍和图雷特综合征都存在家族遗传的情况，二者都被认为是遗传病。对双胞胎的研究表明，同卵双胞胎同时患抽动障碍的概率为50%~90%，而异卵双胞胎约为20%。环境因素可能会促进图雷特综合征和注意缺陷多动障碍的病情发展，例如，母亲怀孕期间吸烟、早产、出生时并发症和出生时体重过低等因素。

无论是注意缺陷多动障碍儿童还是图雷特综合征儿童，往往都表现得非常活跃，经常来回走动，考虑到这种情况，临床医生很难判断图雷特综合征儿童的多动是否是因为同时存在注意缺陷多动障碍而导致的。这可能意味着，有时注意缺陷多动障碍在抽动障碍儿童中无法被识别，所以诊断时需要进行详细评估。

在评估图雷特综合征或注意缺陷多动障碍时，很少需要像脑部扫描这样的影像学检查。在一些诊断中心，注意力和多动的测试是通过计算机进行的。

注意缺陷多动障碍症状出现的年龄通常比抽动症状出现的年龄更小，多在学龄前或学龄早期。虽然以前有人认为，儿童在成年后就会逐渐摆脱注意缺陷多动障碍的症状，但现在越来越多的人发现，大约一半成年人将继续维持这些症状，这些人需要通过药物治疗或认知行为疗法来减轻症状。

合并图雷特综合征的注意缺陷多动障碍儿童与单纯注意缺陷多动障碍儿童相比，其症状并没有表现出显著差异（Spencer et al., 2001）。

注意缺陷多动障碍的治疗

对抽动障碍共患注意缺陷多动障碍儿童的治疗，是建立在充分了解这些症状对儿童所造成的影响的基础之上。理想情况下，对这种疾病的评估应该包括学业进展、情感功能、友谊和家庭关系等方面。对于注意缺陷多动障碍儿童，有非常具体且已被充分研究的治疗方法[请参阅2016年英国国立临床规范研究所（NICE）指南]，对于同时诊断为图雷特综合征的儿童，这些治疗方法基本一致。

有证据表明，注意缺陷多动障碍的治疗对于确保患儿拥有积极的预后是非常重要的。在大多数情况下，治疗注意缺陷多动障碍可能是非常紧迫且有益的干预计划，通过治疗可以提高孩子的生活质量，改善健康状况。

对这一领域的回顾性研究表明，了解一种疾病（其病因、症状如何随时间变化，以及如何向他人解释这种疾病）是与这种疾病实现共存的重要的第一步。人们注意到，不仅要让孩子了解自己的情况，还要让他生活中其他重要的人也了解这一疾病，比如家庭成员和老师。如果症状相当轻微，那么这一级别的干预可能足够了。除了了解这些症状，一些患有注意缺陷多动障碍和图雷特综合征的儿童还会从他们所处环境的微小改变中受益，比如坐在教室前面，有可以用手摆弄的玩具玩，以及使用简单的指示和视觉化时间表。要注意，尽管有组织的日常活动对所有的孩子而言都适用，但对于一个容易冲动和粗心的孩子来说这种方法尤其重要。

药物治疗

药物治疗是注意缺陷多动障碍儿童常见的治疗方法，在过去的10年里，西方国家对药物的使用率有了显著增加。使用一些治疗注意缺陷多动障碍的药物，例如兴奋剂，治疗儿童抽动障碍一直存在争议。以前有一种观点认为药物可能会增加甚至诱发注意缺陷多动障碍儿童的抽动行为。然而，20世纪80年代以来的研究表明，兴奋剂对抽动障碍患者的注意缺陷多动障碍症状既有效又安全。之前那种观点的原因可能是抽动障碍通常开始于6~9岁，而这也是儿童第一次接受兴奋剂治疗最常见的时期。总而言之，经验丰富的临床医生一致认为，几乎没有证据表明使用兴奋剂（如哌甲酯，即利他林）治疗注意缺陷多动障碍会导致或显著加重儿童的抽动。NICE指南建议，对合并注意缺陷多动障碍的抽动障碍儿童使用改善多动症状的药物应该作为一种短期治疗方案，这使我们有可能在用药期间制订新的策略和行为干预方案，以减少可能在儿童周围形成的恶性循环。

治疗药物包括兴奋剂，如哌甲酯和安非他明，以及非兴奋剂，如托莫西汀和可乐定。

心理治疗

不同年龄段的注意缺陷多动障碍儿童，有不同的治疗方法。对于幼儿直至学龄期儿童（包括上小学前和小学阶段），研究表明最有力的治疗方案是家长培训项目（如"3P"项目：Sanders et al.，2004；"不可思议的岁月"项目：Jones et al.，2008；"新森林养育计划"：Thompson et al.，2009），这些项目让父母知道如何积极回应孩子可取的行为，并忽视消极或不可取的行为。这些项目很好地利用了奖励的方法，强调了家长之间保持一致的重要性，同时为家长和孩子创造了沟通机会，让他们每周都有机会在一起度过积极的、有建设性的、有吸引力的亲子时光。尽管许多家长不愿意接受"家长培训"这个词，但它并不是贬义的。事实上，注意缺陷多动障碍儿童的父母除了要有对抗挫折能力和高度的耐心之外，通常还需要高水平和非常完善的养育技能。这些特质也被称为"超级育儿技能"。

对于一名自身患有注意缺陷多动障碍的父母而言，要支持孩子按计划做事情和组织活动是很困难的，因为父母自己本身就面临挑战，这种情况应该与您孩子的医生进行讨论。如果您自己拿不定主意，您也应该和您自己的医生讨论一下是否需要做个评估。如果您需要治疗，那么这样的治疗不仅对您自己有好处，对您的孩子也有好处。

孩子在学校得到支持也很重要。除了父母的支持以外，以儿童为中心的教育干预（如同伴辅导和计算机辅助教学）也有良好的证据基础，因此经常会被选择使用。当然，干预的强度将根据孩子表现出的症状严重程度而定。如果症状在家里比在学校更明显，也许是因为在学校的可预测性或组织性更高，那么将优先考虑家庭干预。同样，如果注意缺陷多动障碍（而且可能还患有一种特殊的学习障碍）儿童在学校里表现得很糟糕，那么可能需要在学校进行主要干预。

有证据表明，认知行为疗法侧重于改变注意缺陷多动障碍患者的思想和行为，强调促进睡眠，规划日常生活、组织目标和生活方式。尽管有证据表明通过训练，使用智能手机的提醒和提示等技术可能会对注意缺陷多动障碍青少年有一定帮助，但有时，却很难提供这样的支持。有研究（Sukhodolsky et al.，2016）表明，行为干预，如认知行为疗法和家长训练，在帮助儿童管理愤怒和攻击行为方面是有效的，而在共患注意缺陷多动障碍和图雷特综合征的儿童中，这些愤怒和攻击行为相当普遍。

结　论

在注意缺陷多动障碍的治疗中，儿童自己及他身边重要的人和老师都需要了解这种疾病，有关这种疾病的信息应该尽早被大家获悉。有证据表明，越早采取干预措施，儿童就越有可能得到积极的治疗结果。人们认为，对疾病的理解和干预可以减少形成恶性循环的可能性，这种恶性循环的产生是由于孩子神经发育障碍的表现使他的父母或老师觉得他是一个顽皮的孩子，这种错误的认知会影响大人对孩子的养育行为，而孩子又对大人的养育行为做出不当回应，最终形成这样一个恶性循环。有充分的研究表明，药物和行为干预相结合可能会改善儿童的远期健康状况，而不是仅仅采用单一的干预方式。

第 10 章 >>

强迫障碍

什么是强迫障碍？

强迫障碍是一种焦虑障碍，患者经常可产生导致明显痛苦的持续性强迫观念和（或）强迫行为（表 10.1）。

强迫观念是反复出现的、持续的、侵入性的想法、图像或冲动，在大多数（但不是所有）情况下，人们认为这些强迫症状是无意义的。强迫症状通常伴随着痛苦的负面情绪，如恐惧、厌恶、怀疑或不完整的感觉。

强迫行为是一种重复的、有目的的行为，通常是按照一定的规则或以一种刻板的方式来进行，其目的是中和或减轻伴随患者的强迫症状和负面情绪。强迫行为通常是可观察到的行为（如洗涤），但也可能是心理仪式（如计数）。

表 10.1　常见的强迫观念及强迫行为

强迫观念	强迫行为
被污染	清洗或清洁
被侵略	检查
性行为	计数
囤积	订购
奇思怪想	安排
对身体症状的痴迷	囤积
宗教	

强迫障碍的临床诊断标准为有一定程度的社会功能损害，如强迫障碍的症状持续时间（每天超过 1 小时）、有痛苦体验或干扰日常生活。此外，还应该区别于其他类似焦虑的疾病，强迫障碍不是简单地对现

实问题的过度担忧。

强迫障碍有多普遍?

过去人们认为强迫障碍只会影响成年人,但近 15 年的研究表明,强迫障碍在儿童中很普遍,每 100 名儿童中就有 1 名患有强迫障碍患儿。男孩发病人数比女孩多(男女之比为 2∶1)。据报道,强迫障碍在一般人群中的患病率为 1%~3%(Heyman et al.,2006)。

强迫障碍和抽动障碍

大约 1/3 的图雷特综合征患者会经历反复发作的强迫症状(Khalifa et al.,2005;Leckman et al.,1997)。有一些观点认为强迫障碍和抽动障碍可能具有相同的遗传基础,有人提出,同时患有终生抽动障碍的强迫障碍患者,他们的某些强迫样行为更加突出(Diniz et al.,2006)。大量研究表明,共患抽动障碍的强迫障碍患者与无共患抽动障碍的强迫障碍患者相比,其临床特征存在本质的差异(Hounie et al.,2006)。

与抽动相关的强迫障碍特征如下:

• 男性比女性多见。
• 抽动和强迫发病年龄较小。
• 治疗强迫障碍药物的效果较差。
• 家族遗传风险高。

最常见的强迫症状包括要求对称、反复触摸、反复计数、排序和安排强迫及精确需求(Leckman et al.,1997;Worbe et al.,2010)。与无共患抽动障碍的强迫障碍患者相比,有抽动症状的强迫障碍患者往往对某些药物(如抗精神病药物)更敏感。事实上,强迫行为和不自主的抽动有时很难区分,比如触摸他人。通常情况下,强迫行为之前会有一个令人感觉不舒服的想法并会因强迫行为进一步引发焦虑,而复杂抽动不太可能出现这种情况,因为复杂抽动前的先兆冲动感会随着抽动的出现而减轻,从而使患者感觉抽动行为会带来一种"恰到好处"的令其舒适的感觉。

鉴别诊断

通过评估可以确定儿童是否符合强迫障碍的标准，也可以排除其他诊断。在诊断强迫障碍时应考虑以下情况。

正常的变化

有些强迫观念和强迫行为是符合发育规律的，比如就寝仪式。2~4 岁的孩子比大一点的孩子更容易出现强迫重复的行为（Evans et al., 1997）。此外，侵入性思想和强迫行为在一般人群中普遍存在，因此在评估中对其损害程度的衡量很重要。

其他强迫谱系障碍

拔毛癖是一种有强烈的冲动和欲望想要拔掉自己头发的病症。由于对疾病的耻辱和社会焦虑感，患者往往非常痛苦。该疾病的并发症包括皮肤刺激和感染。拔毛癖的治疗有些困难，但是一些行为学治疗方法已经被证明是有效的，比如习惯逆转训练和接受承诺疗法及一些类似的心理行为治疗方式（Woods et al., 2008）。选择性 5- 羟色胺再摄取抑制剂等药物的使用取得了一定的成功，最近有报道称氯丙咪嗪（三环抗抑郁药）、奥氮平（神经安定药）和纳曲酮（阿片拮抗剂）在治疗此疾病中也取得了一定的效果。

身体变形障碍是一种与焦虑有关的心理障碍，它会导致一个人对自己的外貌有一种扭曲的看法。这些想法是非常痛苦的，以至于它影响了人们的日常生活。相关症状包括社交恐惧症、焦虑症，有时还有进食障碍。其病因尚不明确，但由各种原因导致的低自尊可能是原因之一。治疗方案包括认知行为疗法和短时间服用选择性 5- 羟色胺再摄取抑制剂类药物。

什么原因可引起强迫障碍？

强迫障碍曾被认为是一种基于无意识防御机制的心理障碍。然而，最近的脑成像和免疫学研究表明，中枢神经系统功能障碍在病因学中扮演着重要角色（Rosenberg et al., 2000）。结构神经影像学研究显示，强迫障碍患者大脑中基底神经节的体积增大。局部脑血流研究表明，患者前额叶皮层和基底神经节的代谢活动增加。除了神经学方面的证据，遗传学研究估计，强迫观念和强迫行为的遗传率为 26%~55%（Hudziak et al.，2004；Jonnal et al.，2000）。这一证据表明，在强迫障碍的发展过程中，遗传因素和环境因素是相互作用的。例如，在围生期中（包括宫内、分娩和产后阶段），如产程过长就被认为是一个危险因素（Vasconcelos et al.，2007）。

治 疗

诊断后应考虑治疗，因为有证据表明，早期干预的预后更好。在儿童强迫障碍的治疗中，家庭参与尤为重要。治疗应以循证研究为基础，并从最低级别干预强度开始（Heyman et al.，2006；NICE，2005）。

心理教育

心理教育是治疗的重要组成部分。它有助于让儿童和家长了解强迫障碍。他们对强迫障碍了解得越多，就会越觉得自己能控制它。对强迫障碍的生物学基础做一个简单的解释，可以帮助儿童避免被父母贴上"淘气"的标签，并帮助他们一起和这种疾病展开"战斗"。在一些轻微的或处于早期的病例中，这样做是一种有效的干预方式，一些患者可能不再需要进一步干预。

认知行为疗法

认知行为疗法在治疗儿童强迫障碍方面非常有效。Jo Derisley 和他的同事写了一本很好的自助治疗手册，即 *Breaking Free from OCD: A CBT Guide for Young People and Their Families*（《摆脱强迫障碍：针对青少年及其家庭的认知行为疗法指南》）（2008）。书中描述了儿童强迫障碍的认知行为疗法治疗阶段。第一阶段包括心理教育（见上文），帮助"外化"强迫障碍，这样孩子就可以反击这名"敌人"。第二阶段包括找出特定的强迫观念、强迫行为、诱因、逃避行为和后果。建立强迫观念和强迫行为的等级体系，可将最轻微的不易引发焦虑的强迫症状作为治疗的首要目标。然后，教导儿童使用一种被称为"暴露反应预防"的技术，这一方法参见第 5 章中关于抽动的介绍。在暴露反应预防中，儿童会经历由某些特定物体、思想或行为带来的恐惧，然后阻止他的强迫或回避行为。这个孩子会发展出一套认知策略的"工具箱"来抵抗强迫障碍。这些工具包括认知对抗（反击）和自我管理的积极强化。认知行为疗法应该是动态和互动的，这样可以增强孩子信心，并帮助孩子记住这些方法（例如，使用角色扮演和视觉辅助）。应重点强调认知行为疗法的协作性，因此来访者需要表现出想要变得更好的动机。

药物治疗

使用 5 - 羟色胺再摄取抑制剂是强迫障碍最常见的药物治疗方法。这些药物包括三环类抗抑郁药，如氯丙咪嗪，以及选择性 5- 羟色胺再摄取抑制剂，如氟伏沙明、舍曲林和氟西汀。一项关于强迫障碍儿童和青少年的随机对照试验的荟萃分析发现，氯丙咪嗪的治疗效果优于选择性 5- 羟色胺再摄取抑制剂。令人鼓舞的是，选择性 5- 羟色胺再摄取抑制剂类药物明显优于安慰剂，而且相当有效（Geller et al., 2003）。

最近一项研究发现，认知行为疗法和选择性 5- 羟色胺再摄取抑制剂联合治疗比二者单独治疗更有效。认知行为疗法与选择性 5- 羟色胺再摄取抑制剂的疗效相当，但都明显比安慰剂更有效（儿科强迫障碍治疗研究小组，2004）。

预　后

由于儿童和青少年强迫障碍治疗的有效性研究在不断发展，目前关于预后的研究略有过时，可能代表不了该疾病的真实结果。一项为期 9 年的随访研究表明，大多数强迫障碍患者的病情会随着时间的推移而改善。而最近一项长期结果研究的荟萃分析发现，随访时只有 41% 的患者依旧患有强迫障碍（Micali et al., 2010；Skoog et al., 1999；Stewart et al., 2004）。约 50% 随访者仍在接受治疗，其余随访者需要进一步治疗。许多因素与预后不良有关，包括发病年龄较早、病程较长、住院状态、对初始治疗的不良反应和共病的诊断（Stewart et al., 2004）。

第11章 >>

抑　郁　症

什么是抑郁症?

　　抑郁是一种状态,是指一个人感到悲伤和痛苦,并表现出反常的行为。我们中的任何一个人都会时不时有这种感觉,但如果症状持续超过两周,就可诊断为抑郁症(表11.1)。一个人可能会有抑郁的感觉、抑郁的行为和抑郁的想法。抑郁感觉包括悲伤和厌倦。抑郁行为包括流泪、变得孤僻、对有趣的活动或爱好失去兴趣及偶尔的自残行为,如割伤自己。抑郁信念通常是对自己或未来的消极信念。发生在童年和青春期的典型抑郁症状往往是短暂的。

表 11.1　抑郁症的特征

抑郁症的主要特征	伴随症状
情绪低落	注意力水平降低
对愉快的活动和爱好失去兴趣	低自尊
精力减少,导致疲劳和活动减少	无价值感和内疚
	自残或自杀的想法
	睡眠不好
	食欲下降

抑郁症有多普遍?

　　抑郁症状在儿童和青少年时期很常见,通常在青春期开始时达到顶峰。10%~15% 的学龄儿童会在某个时候表现出抑郁情绪。

什么原因可引起抑郁症?

　　•遗传学:抑郁症会在家族中遗传,尤其是在有睡眠和食欲问题等躯体症状的情况下。

•性格与气质：害羞且适应新环境较慢的儿童容易患上抑郁症。

•大脑：有证据表明，患有抑郁症的成年人大脑中的神经递质存在异常。这种异常与这些神经递质的代谢方式有关。

•长期的生活逆境：早期经历忽视和情感缺乏可能会导致后期出现抑郁。

•病毒感染性疾病：病毒感染性疾病痊愈后有时会出现精力不足和戒断症状。

•人生中的重大事件：如丧亲或创伤。

图雷特综合征和抑郁症

图雷特综合征本身可能与情绪障碍有关。抑郁症可能是生活在具有挑战性环境中的后果，对身体和心理都有影响。神经递质功能障碍引起的不自主的抽动也可能导致情绪低落。许多用于控制抽动的药物都能引起抑郁症，尤其是抗精神病类药物，也包括可乐定。

研究表明，抑郁症在图雷特综合征中很普遍，约 13% 的图雷特综合征患者有符合抑郁症诊断标准的症状（Robertson，2006）。一些研究表明，在慢性抽动障碍成年患者中，抑郁症症状可能与其抽动的严重程度及功能障碍之间存在正相关的关系（Lewin et al.，2011）。一项研究表明，与未患图雷特综合征的重度抑郁症患者相比，共患图雷特综合征和抑郁症的成年人易怒的特征更明显（Carlo et al.，2016）。

如何诊断抑郁症？

抑郁症的诊断需要详细询问病史，要考虑到抑郁症症状的持续时间和诱发事件。了解孩子的情绪、思想和行为及在校情况等方面的信息很重要。更重要的是，要看看孩子是否对自己的之前的爱好和兴趣仍然保持热情。

预 后

如果不加以治疗，抑郁症症状可能会持续存在，导致孩子自尊心持续低下，回避学校和朋友，进而陷入严重抑郁的恶性循环中。严重且持续情绪低落可能会使孩子产生自残和自杀念头，因此，父母千万不要忽视这些症状，不能寄希望于这些症状会自动消失，这一点是很重要的。

抑郁症的治疗

首先要做的就是倾听您的孩子。和他谈论他的担忧可能会有所帮助。如果可能的话，帮助孩子减轻压力，如欺凌、学校问题或家庭问题。如果症状持续存在，那么就去寻求学校或全科医生的帮助。学校可能会有辅导员来提供帮助。

心理治疗

认知行为疗法

认知行为疗法关注思想（认知）、感受和行为。它侧重于识别无益的思维模式，例如，总是放大消极的一面，忽略积极的一面。

人际关系治疗

人际关系治疗是一种注重人际关系、情感和情绪之间相互作用的短期治疗方法。当情绪问题受到家庭成员和同伴关系的影响时，这种治疗方式可能更合适。

家庭治疗

家庭治疗可能有助于改变家庭互动的某些方面，如冲突，而这些方面与情绪低落的发生和持续有关。

药物治疗

有情绪障碍的年轻人有时会使用药物治疗，但需要对其进行监测，因为有报道称服用某些抗抑郁药物的年轻人出现了自残和自杀行为等副作用。英国最常用的处方药包括选择性 5- 羟色胺再摄取抑制剂类药物，如氟西汀和舍曲林。

第 12 章 »

焦　虑

什么是焦虑？

焦虑是儿童期一种很常见和典型的情绪体验。这种情绪会给人一种不愉快的感觉，如紧张或恐惧。当孩子感到焦虑时，通常会出现身体症状，如发热、颤抖和口干。焦虑通常是对某种威胁或预感到威胁的反应，例如雷雨或对父母健康的担忧。

儿童时期的焦虑会随着年龄的增长而变化，有些症状会随着年龄的增长而增加或减少。在大多数情况下，儿童的焦虑是暂时的，可能会由特定的压力事件而诱发。

如果儿童的焦虑持续存在，干扰正常的生活，而且无法通过安抚和安慰消除，那么它就被归类为焦虑障碍。

儿童焦虑障碍

焦虑障碍有以下 3 种类型，这 3 种类型在图雷特综合征儿童中都相当常见：

• 广泛性焦虑障碍：这些儿童经常对自己、家庭和未来等一系列事情过度担忧。他们可能难以放松，并感到焦躁不安。

• 分离性焦虑障碍：婴儿在父母离开房间时经常表现出焦虑。这种情况一般发生在 8~24 个月大的时候，30 个月后逐渐减少。如果分离焦虑在孩子上学之前持续存在，则应被诊断为分离性焦虑障碍。孩子在学校里可能出现黏人的行为，可能会担心不好的事情发生在他们身上或他们的父母身上。他们可能会拒绝上学。

• 恐惧症：患有恐惧症的儿童对某些特定的东西有强烈、极端和非理性的恐惧，比如狗、针或黑暗。这通常会导致他们回避他们害怕的情况。

焦虑障碍有多普遍？

2%~3% 的儿童患有焦虑障碍。

什么原因可引起焦虑障碍？

遗传与家庭　恐惧是对感知到的危险的正常反应。这对生存很重要，所以婴儿和儿童通常会表现出这一点。恐惧和焦虑程度是由基因决定的。

学习　儿童会了解到他所经历的一些事情是可怕的，如果避免这种情况发生则可以使自己获得解脱。因此，他们会学会从不愉快的情况中逃离出来以获得解脱，而且在将来，当他们碰到类似情况时更有可能发生逃避行为。儿童有时会通过观察父母在某些情况下的焦虑反应而习得焦虑行为。

创伤情境　任何创伤都能带来焦虑，如欺凌、车祸、丧亲之痛等。这会让儿童更容易受到伤害，但这在很大程度上取决于创伤的细节，例如，受到何种创伤，是否能立即得到帮助，以及成年人如何应对孩子并帮助他建立安全感。

焦虑的特征

儿童焦虑常见的症状和体征包括以下几个方面：

- 对一系列事件的担忧，导致对某些情况的回避。
- 外出时的一种恐惧感。
- 心悸。
- 感到恐慌。
- 感到恶心。
- 头晕。
- 无时无刻都需要安慰。
- 经常上厕所。
- 抱怨胃痛或头痛。
- 睡眠问题或注意力难以集中。
- 行为变化，如情绪波动、脾气暴躁或黏人。
- 拒绝去学校或某些地方，如购物中心或公园。
- 害怕被独自留下。

图雷特综合征和焦虑

Specht 等（2011）研究了慢性抽动障碍患者，发现 21% 的患者患有社交恐惧症，20% 的患者患有广泛性焦虑障碍。其他研究也证明了这一点，相比于非图雷特综合征患者，青少年图雷特综合征患者的焦虑程度更高。Lewin 等（2011）发现，焦虑增加了慢性抽动障碍成人患者的抽动严重程度和功能损伤。也有研究证明，焦虑会增加抽动障碍儿童出现睡眠相关障碍的风险（Storch et al.，2009）。

焦虑和抽动障碍有什么关系？

• 焦虑可能是与抽动障碍同时并存的另一种症状。
• 焦虑可能是由于强迫障碍导致的。
• 由于抽动的性质和他人的误解，可能导致社交焦虑。
• 抗精神病药物的副作用有时会增加不安和焦虑。

如何诊断焦虑？

目前还没有针对焦虑的血液检测或生物检测方法。其诊断是通过观察症状的强度和持续时间作出的，通常是口头询问，也可以通过对家长、老师和儿童的标准化问卷进行诊断。这些问题通常是关于儿童是否每天都需要安慰或避免某些情境，是否经常重复某些行为，以及其他症状。观察儿童在某些场合的表现对诊断可能会有帮助。

焦虑的预后

如果不及时治疗，焦虑会导致逃避行为，比如拒绝上学或回避社交场合，从而导致各种问题。焦虑症状可能会持续到成年，或导致抑郁等情绪问题。

焦虑的治疗

以下几种方法可以减少焦虑：
• 倾听您的孩子，鼓励孩子谈论自己的恐惧和想法。
• 做一个榜样，向您的孩子展示您如何处理类似的情况。

• 做大量准备工作，比如计划好外出的时间和地点，这样您就知道厕所位置、集合地点、出行时间等。

• 尽量保持房间安静。

• 坚持一起享受生活，如玩游戏、看电影等。

• 保持作息时间规律，如就寝时间、做作业时间等。

• 体育活动对调节血压很重要，所以锻炼和运动对焦虑也会有帮助。如果焦虑症状持续，请咨询您的医生。

还有一些治疗技巧可能会有帮助。例如，认知行为疗法等谈话疗法可以使用以下技巧：

• 心理教育：告诉孩子有关身体的知识，了解躯体症状，让他认识到出现这些症状是很自然的，也是情绪的一部分。

• 认知重构：认知重构能够让孩子重新思考自己的担忧。例如，孩子可能认为所有的校车都会撞车。要帮助孩子明白这不是一个真实的陈述，公交车是安全的，有安全的保护措施。而且，如果一辆公交车真的发生了事故，有一些东西可以保护孩子的安全，如安全带、公交车的结构等。

• 暴露反应预防：这可以让孩子以一种循序渐进的方式安全地接触到所担心的情况。例如，如果有人害怕家里出现蜘蛛，治疗师会让孩子通过看一张家里出现蜘蛛的图片来克服恐惧，直到焦虑消失。做到这一点之后，孩子就需要克服更严重的焦虑，比如看一只死蜘蛛等，直到孩子能适应看一只活蜘蛛。暴露反应预防可以在各种情况下使用，而且非常有效。

虽然药物治疗不能治愈焦虑，只能缓解症状，但可以让孩子在学校或社会环境中正常活动。治疗焦虑的药物包括选择性 5- 羟色胺再摄取抑制剂类药物，如舍曲林和氟西汀。

第13章 »

孤独症谱系障碍

孤独症谱系障碍是一种发育障碍（或疾病），会影响儿童的社交互动和交流能力。

孤独症谱系障碍有多普遍？

根据最新的研究，每100人中就有一人患有孤独症谱系障碍。

引起孤独症谱系障碍的原因有哪些？

尽管正在进行研究，但尚不清楚是什么原因引起孤独症谱系障碍。与图雷特综合征一样，孤独症谱系障碍可能不是单一因素导致的，可能与多个基因有关。

孤独症谱系障碍的特征

孤独症谱系障碍的特征因人而异（表13.1），表现的严重程度也各不相同。孤独症谱系障碍患者通常表现为以下3个方面的损害：

- 社交障碍。
- 交流障碍。
- 限制和重复刻板的行为。

当孩子不能按照年龄预期发展出相应语言能力或难以参与社交活动时，可能会引起父母的警觉或担心。并不是所有的孤独症谱系障碍儿童都存在语言发育迟缓。事实上，有些人很早就开始说话了，而且他们的词汇量可能还很大、很复杂，或者说话的方式很古怪。他们可能在同龄人面前显得与众不同，不能以灵活的交流方式使用他们的语言。

孤独症谱系障碍患儿经常不能理解一般的社会交往规则，在交朋

表 13.1　孤独症谱系障碍的特征

社交互动	交流	仪式化的、重复的、受限制的行为模式
有限的眼神接触	缺少非言语手势	不寻常的关注
不愿分享	缺乏社交聊天	兴趣是合理的，但占用大量的
缺乏与他人一起寻求	相互交流有限	时间
乐趣的行为	不恰当地评论或提问	仪式化的语言
对同龄群体不感兴趣	模仿他人说话	抗拒改变常规
对他人缺乏兴趣		拍手和特有的手指动作
缺乏社会性微笑		感觉过度
缺乏同情心		

友方面有困难，可能比较喜爱例行公事性的安排。他的一些其他行为也常能被他人注意到，如眼神交流不足，喜欢独自和重复的游戏，对变化感到苦恼，以及不寻常的兴趣。其他相关的困难包括对噪音、气味、味道和质地的过度敏感。一些孤独症谱系障碍患儿在学习和行为方面也会有额外的困难。

阿斯伯格综合征

阿斯伯格综合征，这一术语以前曾被使用过，但现在已不再是医学界正式使用的术语（美国精神病学协会，2013）。阿斯伯格综合征描述的是孤独症谱系障碍的一种形式，同样具有三大方面的损害，但通常没有智力问题或语言发育迟缓，尽管可能有特定的学习障碍，如阅读障碍。这种综合征的语言表达能力不仅在正常发育的范围内，而且往往比其他技能更好。

阿斯伯格综合征患者往往更容易意识到他们在理解社交规则方面的困难，因此可能会变得焦虑和困惑。

孤独症谱系障碍和图雷特综合征

孤独症谱系障碍和图雷特综合征的症状有一些微妙的相似之处。两种疾病都有以下情况：

- 运动特征：孤独症谱系障碍患者表现出刻板行为（重复的、仪式性的、有节奏的运动）。

• 言语异常：如模仿语言或言语重复（不自觉地重复单词、短语或句子）。

• 过度的感觉异常。

• 共患强迫症状。

目前有很多研究涉及图雷特综合征和孤独症谱系障碍的患病率。Baron-Cohen 等（1999）报告 8% 的孤独症谱系障碍儿童同时患有图雷特综合征。Canitano 和 Vivanti（2007）发现，一个诊所中 22% 的孤独症谱系障碍儿童患有抽动障碍。Burd 等（2009）研究了大量图雷特综合征患者，发现 4.6% 的人同时共患孤独症谱系障碍。

对孤独症谱系障碍儿童和青少年患者的干预

一旦作出诊断，医生对儿童的需求情况也就更加清晰，大多数干预措施都是为了确保儿童在合适的学校接受教育，并且使困难的行为得到适当的管理。

第14章 >>

特定学习障碍

　　大多数患有图雷特综合征的儿童都具备学习技能，并且在学业上取得了与同龄人相当的进步。除了本书第 2 部分中所描述的支持，大多数孩子不需要其他支持，第 2 部分的内容主要是帮助理解抽动障碍。然而，还有一群图雷特综合征儿童（据 Burd 等 2005 年报道约 30%）同时患有阅读、写作或数学方面的特定学习障碍。此外，还有其他影响学习的神经发育状况，如运动技能或语言障碍。

　　正如挪威的一项研究（Jensen et al., 2015）所发现的，如果一名儿童患有一种神经发育疾病，如注意缺陷多动障碍，那么他有 1/3 的概率会合并第二种疾病，有 1/4 的概率会合并另外两种疾病，其中一种疾病可能包括某种特定学习障碍。如果您担心孩子的学习，那么首先应该和您孩子的老师讨论您的顾虑，老师可能也有类似的顾虑，并且会提供更多的信息，比如孩子的注意力、课堂的表现及与其他同龄孩子相比的积极性。学习障碍往往会遗传，因此，如果您或其他家长有学习障碍，那么这些特质可能与您在孩子身上看到的优势一样会一起遗传下去。

阅读或诵读障碍

　　最常被诊断和研究的学习障碍是阅读障碍或者诵读障碍。阅读障碍影响 8%~10% 的人口，它是一种谱系障碍，约 5% 的儿童属于重度，约 10% 的儿童属于轻度。

　　虽然孩子们在阅读和拼读方面有困难，但主要的潜在问题是如何准确地处理声音，这被称为语音处理。患有阅读障碍的儿童还有一些其他方面的困难，比如阅读命名技能迟缓，以及存在短期记忆方面的问题。只有当一个孩子在自然拼读和其他阅读技巧方面接受了足够的指导，但在阅读方面还持续有困难时，才会被认为是阅读障碍。如果一个孩子在阅读过程中有困难，那么他很可能也会有拼写方面的困难。重要的是，患有严重阅读障碍的儿童在理解文章时也会遇到挑战，因为他们很难读懂足够数量的单词来理解文章。这种困难在患有轻度阅读障碍的儿童中并不常见，尤其在他们的词汇量很多的情况下。

有时，阅读障碍可能是因为孩子积极性差、注意力不集中或教学不善造成的。当有眼部抽动的儿童出现令人烦恼的抽动时，可能会导致他很难流畅地阅读，但随着时间的推移，这不太可能对他们产生持续的影响，我们也没有理由认为孩子的抽动会影响他们学习发音或准确阅读的方式。

对于阅读障碍儿童，有很多非常有效的干预方案。这些方案通常侧重于教孩子更准确地处理发音（自然拼读）。理想情况下，这些技能应该在家庭和学校都得到支持。如果您有相关疑问，与您孩子的班主任或他们学校的专业教学老师讨论会很有帮助。

书写障碍（书写困难）

另一种不太为人所知且研究较少的学习障碍，被称为书写障碍或伴有书面语言障碍的学习障碍，在图雷特综合征儿童中也很常见。这可能是由于书写的计划和组织方面出现问题。也许儿童能够有效地使用运动技能做一些日常的事情，如扣纽扣、系鞋带和使用餐具，但很难写出像样的、清晰的字迹。

有一些合理的计划可以帮助孩子提高拼写能力。对于年幼的孩子来说，关注声音以及字母形式（字素）与用于构成单词的发音（音素）之间的关联很重要。随着年龄的增长，儿童对单词的结构和形式的理解是很重要的，比如词素和复合词的使用。由于英语是一种高度不规则的语言，孩子们掌握这些技能，可能需要比他们学习更简单、更常规的语言（如西班牙语或意大利语）花费更长的时间。随着儿童在学校的成长，学习如何组织句子和写作是非常重要的。有几个有用的项目可以帮助儿童学习建构句子和作文。此类方法的具体细节可以在 Harris 等（2010）和 Moody（2004）的研究中找到。

数学障碍（计算障碍）

　　与读写障碍相比，人们对数字和数学推理方面的障碍了解较少，但这一障碍却也相当普遍。患有图雷特综合征的儿童如果同时患有注意力障碍，他们在数字识别方面很有可能出现困难。Huckeba 和他的同事（2008）发现，图雷特综合征儿童在数学方面的困难部分来自任务中的程序错误。

　　注意力难以集中、抽象化或对数字操作和推理方面存在潜在困难也可能是造成数学障碍的原因之一，当然，这一点值得与课堂老师进行讨论，如果需要，还可以进行正式评估。目前有一些支持和干预方案可以促进儿童数学概念的发展。在儿童幼年时，有意识地教授数字和数字之间的关系，对儿童而言是很有帮助的。随着时间的推移，这些关系都可以逐步建立起来。最近的研究中强调的重要一点是，有证据表明，如果孩子相信自己能做数学题并且会运用数字，这种信念可以很好地提高他们的计算能力（Boaler，2010）。因此，向孩子强调：每个人都必须学习数学，没有人天生就擅长数学。这样做可能是有益的。

发育性运动协调障碍（运动困难）

　　"praxia"来自拉丁语，意思是"运动"，所以"dyspraxia"指的是运动障碍。这可能是使用手部肌肉的精细运动技能，也可能是涉及腿部肌肉的大运动技能。一般而言，患有运动障碍的儿童在早期就表现出运动技能方面的问题，随着年龄的增长，在视觉规划和组织方面的问题也会显现出来。

　　就像本书中讨论的所有神经发育障碍一样，运动障碍是一种谱系障碍，一些孩子的问题非常轻微，甚至可能不需要治疗，而另一些孩子直到长大后仍需要继续应对运动障碍。每名患有这种障碍的儿童表现的情况都是不同的，选择不同评估工具作出的诊断结果也不尽相同。患有运动障碍的孩子走路或说话的时间可能会比他的同龄人晚一点。他们可能会笨手笨脚，难以分清左右，或者无法读取指针式时钟上的时间。由于抽动障碍严重影响运动系统，图雷特综合征儿童比没有患此病的同龄人更容易出现运动障碍。同样，图雷特综合征儿童患口吃的概率也高于发育正常的儿童。

在干预方面，如果您或您孩子的老师怀疑孩子在运动技能方面有严重且持续的问题，那就需要与他们讨论一下是否需要将孩子转介给作业治疗师。经过专业培训的作业治疗师能够通过仔细评估，给儿童日常活动的发展提供支持。

特定语言障碍或语言障碍

语言表达和理解方面的持续性和损害性困难被称为特定语言障碍或语言障碍。这种形式的学习困难相当普遍，特别是在学龄前儿童中。约 3% 的学龄儿童存在这种学习困难。特定语言障碍儿童在早期语言发展方面可能会经历长期的困难，即使在语言治疗师的专业干预下，他们的语言发展水平也无法和同龄人达到相当的水平。如果特定语言障碍未被发现且未经治疗，可能会影响孩子的社交能力，进而影响情感和功能。特定语言障碍儿童在书写方面也会遇到相当大的挑战，这同样在意料之中。

如果家长担心孩子的语言表达能力或理解他人言语的能力有问题，那么应该咨询他们的家庭医生或孩子的老师。根据专业人士的建议，将这些孩子转介到一个具有评估和治疗儿童语言技能问题的专业语言治疗师那里。确诊后，家长和老师对孩子的病情和治疗会有深入的了解，这样他们就可以在日常生活中练习治疗师推荐的技能。

特定语言障碍通常也会出现在家庭中，但是受此影响的父母不应对提升孩子自身的词汇量或构建语言能力失去信心。对于患有语言障碍的青少年而言，帮助他们理解他们在语言上的困难不是因为他们没有能力做到，而是像其他弱点一样，他们需要借助工具和训练来取得进步，这一点对于孩子而言是非常有帮助的。在这方面，自主阅读很有帮助，读者可以参考本书正文后的"资源"部分。

加工速度困难

加工速度是指以一种高效的方式完成任务。加工速度困难在共患注意缺陷多动障碍和图雷特综合征的儿童中很常见。据 Ellen Braaten（Braaten et al.，2014）估计，约 60% 的注意缺陷多动障碍儿童很难做到以与同龄人相似的速度处理视觉和语言信息。与同龄人一样快速完成任务的挑战，会影响孩子的自我效能感及他在家里和学校顺利完成任务的表现。

由心理学家或作业治疗师进行评估可能有助于我们理解儿童对信息的加工如何影响他们的行为。加工速度困难本身并不是一种特殊的障碍，但它经常与其他学习困难同时发生，尤其是运动障碍。有时，加工速度困难可能单独发生，也可能与对一般信息理解困难同时出现，这种情况被称为智力障碍，我们将在下文中讨论。

Braaten 和 Willoughby（2014）针对加工速度困难的儿童提出了 3 种重要治疗策略：接受挑战，解决困难（也可通过延长时间完成任务），为自己辩护。通过这些策略，使他们能很好地应对障碍，发挥自己的潜力，学会应对挑战的方法。

执行功能

在图雷特综合征儿童思维领域研究最多的问题之一是执行功能。执行功能是指一组有助于完成任务和提高独立性的行为。这些行为包括组织和计划能力、任务启动和完成能力、在使用信息时记住信息的能力（即工作记忆），以及在各种情况下调节情绪反应的能力。有大量的科学研究和非正式研究证据表明，这些行为会随着孩子的成长而发展，从而变得更加复杂。

图雷特综合征共患注意缺陷多动障碍儿童进步缓慢，这自然会影响其生活的许多方面，尤其是日常任务，如完成家庭作业、独立穿衣和整理书包。从高度组织化的、通常以单一教室为基础的小学环境，到组织要求更高的中学环境的转变，会对儿童的执行功能带来相当大的压力。

特定干预对执行功能的各方面都是有益的。有些方法可在家庭和学校中实施，表 14.1 描述了一些具体方法。

表 14.1 执行功能不佳的解决方法

执行功能的范畴	方法
组织	老师的提示和提醒
	很好地展示计划的过程
	在家庭聚餐时或一天开始时讨论计划
规划	在手机里设置备忘录
	思维导图
工作记忆	在巩固知识的基础上进行清晰、恰当的指导可以帮助孩子制订计划完成任务
	记笔记
	让老师或家长重复指导
自我监控和工作的完成	视觉化计划表
	时间表和图表
动机	使用奖励
	根据目标定期调整计划

智力障碍

全球约有 1% 的人将面临学习和独立方面的问题。这种程度的困难被称为智力障碍,可以分为轻度、中度或重度。通常,心理医生会基于儿童的智力功能(如第五版韦氏儿童智力量表;Wechsler et al., 2014)作出诊断,并报告日常生活技能情况。

当儿童在所有领域都远不如同龄人时,应考虑此诊断。非常重要的是,图雷特综合征共患智力障碍儿童可以通过特殊的课程得到较好的教育,特殊教育对于这类儿童是最好的选择。

如果您对孩子某一方面的进步感到担忧,而他的进步似乎比同龄人要慢,那么就与他的老师、特殊教育需求协调员或他的全科医生和儿科医生谈谈,以获得进一步的信息。

第15章 »

睡　眠

　　良好的睡眠有助于维持大脑功能，包括记忆力和注意力。表 15.1 显示了不同年龄段的儿童每天需要多少睡眠。

表 15.1　儿童的睡眠需求

年龄	0~3 个月	3~12 个月	1~3 岁	3~6 岁	6~12 岁	12 岁以上
24 小时内需要的平均睡眠时间	16~20 小时	14 小时	12~14 小时	11~12 小时	10 小时	9~10 小时

图雷特综合征和睡眠

　　图雷特综合征儿童存在许多与睡眠有关的问题，这一点已经被证实。但大多数睡眠问题的研究对象都集中在成年人中而不是儿童。对图雷特综合征儿童的睡眠研究表明，他们常常存在睡眠效率低、睡眠浅、说梦话、非抽动运动增多、频繁夜醒、梦游和梦魇的问题（Kostanecka-Endress et al.，2003；Sacconai et al.，2005），入睡困难的发生率高于一般人群。Storch 等（2009）的一项研究表明，80% 图雷特综合征儿童至少经历过一种与睡眠有关的问题，20% 经历过 4 种或更多与睡眠有关的问题。这些问题包括失眠、做噩梦和拒绝独自睡觉。这一发现并不奇怪，因为有神经发育或精神障碍的儿童睡眠问题的比例都很高。焦虑可能会导致睡眠困难，共患注意缺陷多动障碍也会导致入睡困难。上述研究的作者推测，睡眠问题也可能与疲劳增加导致的压力较大有关。

　　与患有图雷特综合征的成年人不同，Storch 等（2009）并没有发现儿童抽动障碍患者中抽动严重程度与睡眠问题之间的相关性。在某些情况下，患有严重运动抽动障碍的儿童睡得更好，这可能是由于疲劳所致。

多导睡眠监测是一种利用脑电图来观察患者睡眠时的脑电波和睡眠模式的技术。多导睡眠监测研究表明，图雷特综合征儿童的睡眠质量有明显的提高，他们难以入睡和难以维持睡眠的情况明显改善。

图雷特综合征儿童的睡眠问题包括以下几个方面：

• 入睡困难。

• 频繁夜醒。

• 难以再次入睡。

• 梦游。

• 梦呓。

• 做噩梦。

• 非抽动性动作增加。

• 分离焦虑。

• 拒绝独自睡觉。

睡眠不足可能会损害大脑的基本功能，导致大脑对复杂行为的控制能力下降，以及注意力和情绪调节方面的问题。睡眠紊乱、觉醒增强、运动抑制能力减弱等综合因素可能会增加抽动的可能性。

同时患有其他共患病的抽动障碍儿童睡眠问题会增加，如共患注意缺陷多动障碍和焦虑障碍。如果您的孩子患有图雷特综合征，同时也患有注意缺陷多动障碍，那么请记住，兴奋剂的副作用之一就是难以入睡。注意缺陷多动障碍还被发现与其他睡眠相关的问题有关，包括不宁腿综合征（睡眠不安稳和反复出现踢腿动作）及阻塞性睡眠呼吸暂停（大声打鼾、睡眠不安稳和呼吸困难）。由抽动引起的偏头痛也可能导致睡眠问题。

毫无疑问，睡眠不足会导致各种问题，这些问题包括以下几个方面：

• 记忆力差和注意力不集中以致在学校出现问题。

• 焦虑。

• 行为问题，包括攻击行为和发脾气。

• 易怒。

• 由于夜间睡眠不好，导致其他家庭成员的压力增加。

管　理

改善睡眠的措施

首先，您可以尝试一些简单的技巧来改善孩子的睡眠，如果没有效果，您应该去找医生进行进一步评估和治疗。

• 鼓励孩子在白天进行有规律的锻炼和活动。

• 下午晚些时候或晚上（睡前 6 小时内）避免食用含咖啡因的食物或饮料，如巧克力、咖啡、茶或可乐。

• 睡前 1~2 小时避免剧烈和刺激性的活动，如看电视或玩电脑游戏。遗憾的是，我们处在社交媒体时代，很多孩子睡觉的时候身边都放着手机、平板电脑或笔记本电脑。成年人其实也一样，所以我们需要给孩子树立一个好榜样！

• 孩子的卧室应该是光线较暗、安全和舒适的。

• 保持就寝规律，确保上学期间每天的就寝时间和起床时间相同。假期可以放松一些，但当临近开学的时候，尤其是在漫长的暑假之后，您也要做好恢复常规的准备。

如果您的孩子有严重的睡前或夜间焦虑，那么您可以和您的医生讨论，让心理医生帮助缓解焦虑。

药物治疗

一些治疗图雷特综合征的药物可以帮助镇静。利培酮和可乐定都有镇静作用，在夜间服用可能有用。有时其他药物可能对睡眠问题也有帮助。在英国，褪黑素使用广泛，包括片剂和液体制剂两种剂型，用于治疗注意缺陷多动障碍和孤独症谱系障碍。褪黑素是大脑松果体分泌的一种天然激素，有助于睡眠。大米、燕麦、大麦、生姜、甜玉米和西红柿等食物中都含有这种物质。在英国，褪黑素只能由医生开处方，药店是买不到的。在寻求药物治疗之前，确保有规律地就寝或采用以上方法都是有帮助的。

第16章 >>

愤 怒

图雷特综合征和攻击性

研究表明，37% 的图雷特综合征患儿曾报告了愤怒控制的问题
（Freeman et al.，2000）。在瑞典的一项学校研究中，老师将 35% 的
图雷特综合征患儿评定为有攻击性问题（Kadesjo et al.，2000）。图雷
特综合征患儿的愤怒具有以下特点：

- 通常是突然发生的。
- 迅速上升到一个高峰。
- 可能会在发作后感到解脱。
- 可能与情绪低落有关。
- 往往发生于思想上缺乏灵活性及思想僵化的人。
- 发生在疲劳时，可能会感到沮丧或尴尬。

攻击性通常是图雷特综合征儿童被转介接受临床治疗的一个原
因。对于大多数患有图雷特综合征的儿童而言，愤怒爆发往往每周发
生 3~4 次。患有注意缺陷多动障碍的抽动障碍儿童，其攻击性行为的
增加已被证实，主要是因为他们本身具有行为冲动的特点。焦虑障碍，
包括强迫障碍，也会增加抽动障碍儿童的攻击性，这可能是焦虑和不
适导致沮丧的结果。图 16.1 以一名患有注意缺陷多动障碍的抽动障碍
儿童的描述为例，显示了愤怒和抽动之间的联系。

情感爆发

情感爆发也被称为愤怒攻击，是极度愤怒导致冲动发作。通常发
生在儿童时期，在家庭和学校都会导致严重的行为问题。愤怒攻击不
是发脾气。发脾气通常是有目的的，即让别人按自己的要求做事。而

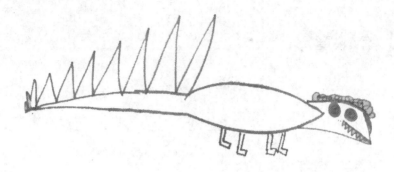

当我抽动时，我感到愤怒。鳄鱼有攻击性，
可以表示愤怒，这就是我选择鳄鱼的原因。

图 16.1 愤怒和抽动

愤怒攻击目的似乎是释放已经形成的紧张情绪。

据文献报告，23%~40% 图雷特综合征儿童有这类问题，可能与注意缺陷多动障碍和焦虑症等共病有关，而不是图雷特综合征特有的症状（Wright et al.，2012）。愤怒攻击经常在没有诱因或毫无征兆的情况下发生。也可能在暴怒发生之前他们已经经历了较强的兴奋刺激。图 16.2 显示了一组图雷特综合征儿童所描述的愤怒表现。

愤怒过后，他们通常会有懊悔或羞愧感，这与其他情况下缺乏同理心的愤怒不同。有的人在暴怒发作之后，也可能会有一种放松和平静的感觉。图 16.3 显示一名儿童将他的愤怒体验比作一条龙。

自伤行为

自伤行为是指在没有自杀意图的情况下，故意、重复对自己造成伤害的行为。这种行为发生在一小群患有图雷特综合征的儿童中，并且在抽动更严重的儿童中似乎更容易发生。如果孩子有共病，自伤行为可能会增加。自伤行为包括掐、咬、撞头、扇耳光和打自己。一项研究表明，自伤症状的严重程度与强迫障碍的存在有关（Mathews et al.，2004）。自伤行为与偶发的愤怒和冒险行为的增加有关。据报道，许多患有注意缺陷多动障碍的抽动患者也会有自伤行为。

愤怒的表现

- 双拳紧握
- 脸涨红
- 出汗
- 牙齿紧闭
- 忐忑不安
- 呼吸紧促
- 头痛
- 流鼻涕
- 手心出汗

图 16.2　愤怒的表现

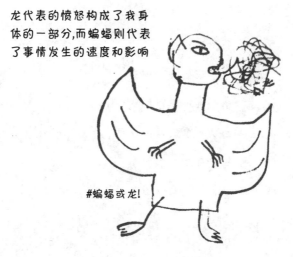

龙代表的愤怒构成了我身体的一部分,而蝙蝠则代表了事情发生的速度和影响

#蝙蝠或龙!

图 16.3　愤怒

心理管理

任何人都可以生气——这很容易。但要在正确的时间、以正确的程度、正确的目的、正确的方式对正确的人生气，这并不容易。

——亚里士多德

愤怒管理的前提是了解愤怒的功能及其对个人和周围人的影响。将愤怒视为身体对威胁的一种反应是很重要的。在这种反应中，身体做好了"逃跑"或"战斗"的准备。这是一种生理上的自动反应。愤怒是面对威胁选择"战斗"。图 16.4 所示的列表是一群患有图雷特综合征的孩子提供的，他们把自己的愤怒描述为"火山爆发"。

愤怒通常是一种次级情绪，初级情绪通常是被拒绝或自我拒绝的感觉、恐惧、尴尬、失望或沮丧。认识到这一点并学会处理情绪是控制愤怒的关键。

是什么让你觉得"火山爆发了"？

- 任何东西
- 当我的脚趾受伤的时候
- 人们攻击我时
- 当别人拿走我的东西
- 当老师不理解时
- 当人们在游戏中作弊的时候！！！

图 16.4　愤怒如火山

人们处理愤怒的方式不同，例如：

• 掩饰（被压抑的愤怒，让别人意识不到自己的愤怒）。

• 选择不去表达，或是无法去表达（压制的愤怒）。

• 把气出在别人身上（转移的愤怒）。

• 表达愤怒，但很糟糕（有问题的愤怒）。

• 恰当地表达它（正常的愤怒）。

再次强调，认识到如何表达愤怒很重要。以下是一些应对愤怒的有效方法：

• 对你的感受表示好奇。

• 离开。

• 做些不同的事情。

• 真正倾听。

• 忽略它。

• 控制你的情绪。

• 进行锻炼。

• 和你喜欢的、让你感觉良好的朋友聊天。

如果你感到自己在对某人生气，在你和对方说话之前，试着放松紧张的肌肉或紧握的拳头，与对方保持距离，慢慢呼吸。这给了你空间去思考接下来要说的话。图 16.5 呈现了图雷特综合征儿童愤怒时的想法。

给家长的小贴士

• 找出使事情变得更糟的诱因。

• 保持积极的态度，当你看到好的一面时要记得赞美（但要做到真诚）。

• 尽量减少抽动带来的负面影响，比如处理学校的问题。

• 腾出时间放松。

• 在控制自己的愤怒和情绪方面做出榜样。

• 留时间让愤怒消退。

• 当愤怒发生时，避免陷入争论和惩罚。

你怎样才能阻止"火山爆发"呢？

- 练习太极
- 尖叫
- 打枕头
- 假装一拳砸向天花板
- 想点好听的话说
- 放松

图 16.5 控制"火山爆发"

• 当事情平静下来时，和孩子谈谈自己的感受和其他表达自己的方式。

• 给予爱和拥抱。

• 鼓励良好的睡眠模式。

• 关注教育和学习，让孩子知道学好知识和尊重老师是很重要的。

• 当孩子长大后，让他们去承担一些责任。

• 培养兄弟姐妹的兴趣和个体差异。

• 鼓励体育活动，因为这有助于释放能量，也有助于提升自尊。

• 注意饮食习惯，不要吃太多垃圾食品，这些食品通常含糖量高，会增加易怒和情绪问题。

• 您的孩子患有一种具有挑战性的疾病，但您比任何人都更了解您的孩子。利用积极的经验和作为父母的角色，努力照顾和抚养您的孩子。

• 最重要的是，照顾好您自己。当您面对许多挑战时，别人常常会迅速给您建议，使您觉得自己不够好。要意识到这一点，并提醒自己，您已经尽力了。

药物治疗

用于治疗图雷特综合征的药物通常有让人平静的作用。抗精神病药物如利培酮、氟哌啶醇和阿立哌唑都曾被用来治疗抽动和攻击行为。

药物治疗对于其他共患病的治疗可能也会有所帮助，例如，使用选择性 5- 羟色胺再摄取抑制剂类药物治疗强迫障碍和焦虑症，使用兴奋剂治疗注意缺陷多动障碍。

第 4 部分

养育与家庭生活

第 17 章 >>

适应诊断

一旦诊断为图雷特综合征，父母很可能会出现一系列情绪波动，包括愤怒、释怀、担心、否认、悲伤和内疚。没有"正确"的反应方式。每个人的反应各不相同。

即使父母确信他们的孩子患有图雷特综合征，他们仍希望从专业人士那里得到确诊，但当父母在诊断明确之后考虑孩子的未来时，他们也会产生某种程度的焦虑。有些父母对孩子的看法与诊断前截然不同，他们会经历一段时间的悲伤，因为他们失去了期待中的"完美儿童"。还有一些父母可能会很难接受诊断，并可能寻求其他诊断意见。

父母常常会对专业人士表现得非常愤怒，尤其当专业人士把孩子的问题归结为"养育问题、早期经历或学校压力因素"时。父母可能会开始担心他们的孩子今后被欺负，无法保住工作或拥有稳定的人际关系，以及将要面临一个充满挑战的生活。如果父母确实有上述任何一种感觉，只要它是短暂的，他们有能力对这种感觉进行调节，那就是完全正常的反应。

所有这些情绪都需要时间来抚平。大多数父母都能够成功处理好这些感觉，然后逐步适应。一旦父母与其他相似处境的患儿父母交流，并开始阅读关于图雷特综合征相关信息后，他们会感到更加自信及安心。孩子们当然不希望父母总是担心他们、盯着他们，分析他们每一次的抽动行为。根据我们的经验，如果父母对问题有积极的态度，用积极的方法处理孩子的抽动行为，孩子的反应会更好。

内 疚

许多图雷特综合征儿童的父母对他们孩子的状况和行为感到内疚。别人可能会告诉他们，他们的孩子表现得如此"淘气"是他们的错。如果孩子的行为与同龄人不同，人们就会不由自主地认为是父母的错。

许多家长感到内疚，因为他们可能曾经因为孩子的抽动行为而惩罚过孩子，认为孩子是故意做鬼脸或发出噪声来惹恼他们。父母可能对孩子大喊大叫，收回零用钱，或者对孩子实施禁足。其实，父母们不应该感到太过内疚，因为这些反应很常见，这也属于理解疾病发展过程中的一部分。

父母也可能会因为把不良基因遗传给孩子而感到内疚。有时，父母中的一方也会责怪另一方把抽动基因遗传给了孩子。事实上，目前还没有发现图雷特综合征的致病基因。另外，人类也有各种各样很好的性格特征可以遗传，如善良、耐心、体贴和聪明，所以不能把遗传简单地看作发病原因。

我们认为，那些患有图雷特综合征的父母知道如何与该疾病共存且有效应对。因此，事实上相比大多数人，这些父母更有能力就如何应对和需要注意什么问题给孩子提供良好的建议。他们也会更理解他们的孩子，这有助于提高孩子的自尊。患有注意缺陷多动障碍、强迫障碍或图雷特综合征的父母本身对症状的耐受阈值较低，他们不得不特别努力地应对这些症状本身带来的挫折感。与伴侣、教师和其他家庭成员一起应对症状也是有帮助的。

最重要的是，当父母能够给予孩子支持，自己也很坚强，而没有沉浸在内疚中时，所有的孩子都会表现得更好，调整得更好。

保持知识更新

接受和适应儿童图雷特综合征的诊断需要一定时间。接受不是一蹴而就的。与有过类似经历的人交谈会有所帮助。也可以寻求当地图雷特综合征团体或慈善机构的支持。可以通过书籍和期刊尽可能多地了解情况，知识能赋予您力量。随着时间的推移，父母会了解到，图雷特综合征并不像以前想象得那么糟糕。由于在少数病例中出现了一些奇怪的症状，导致媒体的描述和公众对该疾病的看法有时是不准确的。父母对这种疾病的了解越多，就越会觉得这种疾病在自己可控范围内。父母应该按照自己的节奏获取信息。不应该让这种疾病支配和掌控自己的生活。通过阅读资料，父母很有可能成为图雷特综合征的专家。他们可能会比医生更了解这种疾病。父母给医生进行疾病宣教的情况并不少见。家庭医生可能非常忙，需要了解许多医学领域的知识。因此，他们非常喜欢从家长那里获得图雷特综合征的最新信息。这些信息可能会在将来的某一天帮助其他儿童得到更早的诊断，接受适当的治疗。

兄弟姐妹

　　不同的人会有不同的反应。如果一个孩子患有图雷特综合征，他的兄弟姐妹很可能会觉察到这些症状，并可能做出一些行为对患儿造成影响。如果这个孩子同时患有注意缺陷多动障碍或严重的强迫障碍，情况可能会更糟。兄弟姐妹可能会被这个孩子的发声抽动所困扰。他们也可能会觉得父母更关心这个孩子而忽视了自己。父母应尽量化解图雷特综合征儿童与其兄弟姐妹之间的矛盾。不能因为他的兄弟姐妹患有图雷特综合征而错过任何特殊的活动。例如，由于一个孩子的"困难"行为，全家人的一日游被缩短了，大家只能提前回家。

　　父母应该向孩子的兄弟姐妹解释什么是图雷特综合征。有时我们对幼儿解释抽动障碍，会将其比喻成"大脑打嗝"。也要提醒兄弟姐妹，他的兄弟姐妹发出的噪声是无法控制的。

　　父母可能需要给孩子的兄弟姐妹一些专属陪伴时间，因为患有图雷特综合征的孩子会占用父母大量的时间。有时，他的兄弟姐妹可能会感到被冷落，因为患病的孩子得到了医生和老师的特别关注。

亲　戚

　　大多数家庭成员都渴望了解孩子和他们的图雷特综合征。父母可以告知亲戚孩子的大致情况和疾病相关信息。然而，也有一些家庭成员可能由于不了解、否认或其他原因拒绝接受这个诊断。许多父母对家庭成员的某些态度感到失望，有时这会更伤人。父母不应该期望家庭成员中的每个人都能做到同情和理解。

　　父母可能不得不持续地提醒某些亲戚这是抽动的表现。如果父母在尝试解释孩子的状况后，仍然受到怀疑和反对，那么父母就必须要考虑孩子在这些亲戚的陪伴下是否会经受困难。许多亲戚往往不知道他们能做些什么来帮助孩子，但父母可以采用以下简单的方法帮助到亲戚更好地了解这个疾病，例如：

- 向亲戚提供有关图雷特综合征的相关信息。
- 向他们解释抽动障碍的本质，以及孩子无法真正控制抽动的事实。
- 强调应该尽可能正常地对待孩子，亲戚们不应该把抽动障碍当成大问题。
- 预约一位专家，并邀请亲戚一起到诊所，将亲戚也纳入到与专家的讨论过程中，这样专家可以回答亲戚可能有的任何问题。
- 最重要的是，尽量与亲戚保持良好的关系，因为让孩子感到自己是家庭系统的一部分是很重要的。尤其是如果孩子被学校内外的同龄人孤立时，这一点尤其重要。亲戚如果了解情况也是很有用的，因为他可以帮你照顾孩子。

父母及其伴侣

照顾一个患有图雷特综合征的孩子是非常累的。孩子们需要父母的鼓励和支持。因此，父母照顾好自己是至关重要的。一些家长在得知孩子的病情后，觉得自己不能在工作或业余爱好中享受乐趣，并且放弃了以前的兴趣爱好。这可能是由于内疚，或担心经济成本，或者仅仅觉得他们必须把每一份精力都投入到照顾孩子上。除非绝对必要，父母不应放弃自己的爱好和兴趣。图雷特综合征不应该主宰父母的生活。如果被它主宰了生活，家长可能会精疲力尽。为了保持积极、精力充沛和清醒状态，您可以：

- 放松。练习瑜伽、游泳、散步或抽出时间读一本有趣的小说。
- 保持正确的观点。要意识到许多孩子都有各种各样的困难，并不是只有患有图雷特综合征的孩子才会给父母带来养育压力。
- 与他人交谈，寻找能提供支持的朋友和亲戚。
- 与其他有相似处境的父母交谈。有许多当地的支持组织和慈善机构，父母可以在那里相互联系，看到其他处于类似处境的人会让人感觉不那么孤立无援，甚至可以通过交换养育技巧和应对方法来帮助其他父母。

• 如果父母有伴侣，那么互相照顾是很重要的。不同的人会有不同的反应，所以要能敏感地捕捉彼此的需求。

• 时常善待自己。这并不一定需要花费很多钱：可以在不被打扰的情况下腾出时间喝杯咖啡，买你最喜欢的杂志，在阳光下散步或拜访朋友。

• 预约一名儿童看护者或让亲戚帮忙照顾孩子，父母便可以外出到电影院或餐馆里尽情享受一次专属之旅。

放松的父母会有更好的心态来处理和应对孩子的挑战性行为。我们发现，父母越是冷静且给予支持，孩子就越能应对抽动障碍。

在家里

总体而言，大多数父母认为只要孩子不感到疼痛，他们就可以应对运动型抽动障碍。如果抽动让人感到疼痛，轻柔地按摩肌肉可能会有帮助。如果疼痛持续存在并且无法忍受，那就得去看医生了，医生可能会给你开一些短效镇痛药。对于四肢突然向外运动的运动型动，最好不要把花瓶或装饰品之类易碎的东西放在附近。还要注意，靠近孩子时，也要小心手上的热茶或咖啡。这也适用于公共场合，比如在看足球比赛时。

通常，对家庭生活造成主要影响的问题是响亮、重复的发声抽动。这些都是难以忽视的，并且可能会让整个家庭都紧张起来。如果您想要不受干扰，最好戴一副耳机。当大家一起看电视时，响亮的发生抽动会给其兄弟姐妹带来很多麻烦。在许多情况下，发声抽动的孩子可能会被安排到另一个房间看电视。但这可能会让孩子的自我价值感变得更低，使他无法与那些他本应觉得最舒服的人分享体验。如果一起看电视真的是一个大问题，这个问题对兄弟姐妹和其他家庭成员产生了重大影响，而且大家都难以忍受，那么可以考虑购买一套可插在电视上的双头或多头耳机。这样，至少孩子可以和兄弟姐妹们待在同一个房间里。任何能减轻压力的方法都是有益的。孩子放学后的这段时间对父母来说通常是最困难的，因为在上学期间，孩子们会尽量控制他们的抽动，而当他们回家时，他们的抽动就会像水壶释放水蒸气一样释放出来。如果孩子这样做，这对您和您家都是件好事，因为这表明，家是他唯一可以完全放松的地方。准备好放学后的"发泄"吧。让您的孩子到处跑起来，把自己的精力释放出来。

在公共场合

许多抽动障碍儿童已经习惯了自己的症状，他们并不认为抽动是什么特别的问题。就像一名抽动障碍儿童的兄弟姐妹在诊所里对我们说的那样："这不是我哥哥的问题，而是他周围人的问题。"与公众打交道以及他们对您孩子抽动的反应，会给您和孩子带来伤害、尴尬、愤怒和悲伤。许多父母厌倦了替他们的孩子解释或道歉。就像生活中的大多数事情一样，无知会导致偏见。请记住，在公共场合，大多数人对图雷特综合征知之甚少。因此，您可以选择忽略别人的凝视，并接受人们可能会以一种不同的眼光来观察孩子。这是很自然的：如果别人穿着不寻常，或者很瘦，或者很胖，或者来自不同的种族或文化，甚至是残疾，人们都会盯着他看。应对被他人注视的方法是，训练您和您的孩子认为人们盯着自己看只是因为他们好奇和感兴趣。

一些父母告诉我们，他们仍然会想起十多年前对孩子说过的话。让他们感到不安的不是别人的评论，而是他们没有对陌生人做任何解释，而只是接受了。下面有一组用来回应评论和批评性目光的常用语句值得参考。事实上，您可以把这看作一个为公众普及图雷特综合征的机会！您可以这样说："很抱歉影响到您，我的孩子忍不住大声咳嗽，因为他患有一种被称为图雷特综合征的抽动障碍。"如果陌生人表现出一些兴趣，那么您就可以多说一点。记住，言语间要有礼貌。必要时，要坚定，但不要大喊大叫或生气。注意，在这个例子中，您不是在为您孩子的抽动道歉，而是在为影响到他人而道歉。

您或许想教给孩子类似的方法，那么我们可以通过角色扮演来练习。教孩子如果他的发声抽动包括一些冒犯他人的言语，请务必道歉，这一点非常重要。如果事后对方能立即得到真诚的道歉，大多数人都不会介意冒犯性的语言。

　　携带印有图雷特综合征信息的卡片也是有帮助的。这些卡片可以从孩子的健康专家或当地图雷特综合征支持小组那里获得。通过在公共场合保持冷静，您也为您的孩子树立了一个榜样。

第18章

处理行为问题

我们在诊室经常被问到有关行为的问题，尤其是我们经常被问到：这种行为是由于图雷特综合征这种疾病本身引起的，还是仅仅是挑衅或顽皮？这往往很难判断。我们唯一的答案是，这是有计划的恶作剧，即有预谋的行为，并不是由图雷特综合征引起的。

正如本书第1部分提到的那样，我们还被问到了秽语症，这在儿童中极为罕见。任何由抽动引起的粗鲁的情绪爆发通常都与周围情景不相符，也就是说，不是在争论中，也不属于愤怒的言语交流或手势交流的一部分。孩子也会为此感到震惊和尴尬，可能还会道歉。

除非孩子能说出来自己为什么会有冲动去做某种特定的事情，否则父母必须弄清楚孩子是否有一定的控制能力或只是冲动行为。您最了解您的孩子，那就跟随您的直觉行事吧。

所有孩子可能都是淘气的、挑衅的、好斗的、冲动的和粗鲁的。一个患有图雷特综合征和相关行为问题的孩子会比正常发育的孩子表现出更多的上述对立行为，因此他们在纪律（可接受的行为规则和标准）和行为管理（学习适当的行为）方面需要更多的帮助。

同样值得注意的是，孩子越是过度活跃和持续挑战，他就越有可能从父母和老师那里得到负面评价和批评。这可能会导致孩子发展出一个糟糕的自我形象，并缺乏自信，他可能会开始与不良的人群混在一起，产生反社会行为。因此，患有图雷特综合征的孩子的父母必须付出额外的努力来对付叛逆的孩子，但这最终是值得的。

做好准备

提前计划并从一开始就防止行为问题的发生是有帮助的，如果问题行为真的出现了，我们至少要有有效的策略来应对。无论您去哪里，都要做好早点离开的准备。如果您的孩子和其他孩子一起出去，那就事先和孩子们的监护人谈谈。解释一下孩子可能碰到的困难，如果有人能注意到孩子过激行为的早期迹象，对处理孩子的危机将很有帮助。

如果要去电影院或剧院，就选择靠过道的座位，这样就可以在孩子行为失控时迅速离开。如果要去餐馆或机场等需要长时间等待的地方，就要确保您准备足够多的活动来分散孩子的注意力，例如，书籍、绘画材料及我们不得不面对的 iPad 等电子产品。另外，要选择快餐店或可提供自助餐服务的餐厅。要考虑座位如何安排。最好是坐在孩子们中间，防止他们打架，导致场面混乱。去购物中心时，也要选择不那么拥挤且环境不太嘈杂的时候去。

行为管理

对于共患注意缺陷多动障碍和图雷特综合征的孩子而言，如果孩子没有得到积极关注，他们就会寻求消极关注。无论消极关注是什么，他们都会尽最大的努力去得到它。因此，如果有可能，请忽略那些引起我们注意的负面行为（除非是危险或暴力行为）。记住，要关注行为本身，而不是孩子。您仍然爱您的孩子，但不爱他的行为。如果打破了限制和界限，请使用下面提到的策略。

让孩子做您想让他做的事

如果进行一个特定的行为能带来某种奖励（积极或消极的注意），那么孩子有可能会再次做出同样的行为。因此，如果这个行为是可以接受的，并且我们对这一行为进行了表扬，那么孩子很可能会继续下去。如果出现可以接受的行为，但没有得到表扬，那么这种行为很可能会减少。因此，如果您想让孩子的良好行为保持下去，就必须以一些简单的方式不断地表扬和奖励他。可以是鼓励的话、拍拍背、拥抱，或者只是简单地说一句"我真为你感到骄傲"。最好有不同的赞美方式，这样他才不会觉得无聊。密切关注良好行为，如果您想继续让孩子保持这一良好行为，记得要用表扬来奖励他。

如果孩子出现了不可接受的行为，而您对他的行为给予过多的关注，而不是简单地口头说"不"，那么孩子的这种行为很可能会继续下去。比如当你生气，对你的孩子大喊大叫时。如果孩子出现不可接受的行为，但没有得到相应的关注，那么不可接受的行为很可能会减少。

对于年龄较小的孩子（5~10岁），星星表和贴纸书也是有帮助的。如果他完成了一项任务，比如连续一周每天整理他的卧室，他每天都会得到一个贴纸或星星。如果到了周末，他有足够的贴纸，就会得到一些零食或代币。这些代币可以在月底购买一些特别的东西。如果孩子参与其中，例如，在合理范围内选择所要的零食，或与我们协商需要多少贴纸才能得到他想要的东西，这种情况下效果是比较好的。为了避免使这种方法变得单调，可以把这种方法应用到不同行为中，让每个行为都有所改善。注意还应该变换不同的贴纸及奖励。

表扬孩子并设定界限

如果发现您的孩子表现良好，就立即表扬他的这种行为，会鼓励这种行为再次发生。应具体说明表扬的内容及您所称赞的行为，以便孩子清楚地理解哪种行为是可取的。典型图雷特综合征儿童可能比其他孩子需要更多的表扬。

设定明确的界限。同时患图雷特综合征和注意缺陷多动障碍的孩子可能会最大限度考验您的界限。在设定限制和给予指示时，要注意：

- 清晰简洁。
- 指定想要的行为。
- 避免琐碎的规则和命令。**不要**对在遥控器上切换频道制定规则，**要**对能产生不良影响的行为制定规则。制定5~10条规则，而不是上百条。
- 与您的伴侣就家庭规则达成一致。
- 使用"当……后"命令：当你整理好你的床之后，你就可以玩了。
- 赞扬良好行为。
- 确保不遵守指令时要承担后果。
- 制定规则时，保持前后一致。

无论您是否相信，在孩子们的内心深处，他们是想要得到表扬的，而且他们想要取悦您。所以，他们更有可能遵循以积极而不是消极方式说出的指示。例如，如果一个孩子穿着沾满泥的鞋子走在地毯上，您对他说："不要穿着沾满泥的鞋子在地毯上走。"他下次很可能还会这么做。如果您重新组织语言，对他说："在上地毯之前，如果你能脱掉沾满泥的鞋子就太好了。"那么孩子下次就更有可能做出回应，把鞋子脱掉。

如果您的孩子没有注意到，那么您要确保他能看到您的脸。抓住他的肩膀，直视他的眼睛，坚定地说出来。可以生气，但要避免大喊大叫。如果超出了限制，则请尝试使用"计时隔离"或"反应代价"的方法。

计时隔离法

计时隔离法应谨慎使用，只用于严重情况，如打架、对您粗鲁或发生破坏性的暴力行为。计时隔离法是把孩子带到另一个房间，让他冷静下来。事先商量好哪一间房子是"冷静屋"，不要用厨房或车库，因为那里有锋利的工具。可以选择孩子的卧室。有些父母说这行不通，因为孩子会在卧室里玩他能玩的所有东西。然而，"计时隔离"的意思就是：给孩子时间远离您的关注和您本人。在一段时间里，您不和他说话，也不要听他说话。所以计时隔离法不应该被看作一种惩罚，而应该把它看作一种让您冷静下来的积极方法。在计时隔离期间，除非孩子有极端暴力的行为表现，最好的方法就是忽视。

近期，Dan Siegel 和 Tina Payne Bryson（2012）关于应用育儿策略方面的研究强调，要帮助孩子调整到最佳情绪，帮助他解决问题，并描述他的感受和想法。Siegels 博士的研究强调了对大脑发育过程的理解和大脑开发的重要性。这种理念为父母与孩子的互动提供了强大支持（Seigel et al.，2015）。该作者的著作、TED 演讲和他的很多研究成果都值得一读 *。

反应代价

"反应代价"是指取消特权或支付罚款。许多家长说，他们的孩

---

* 引自 www.youtube.com/watch?v=kH-BO1rJXbQ,www.youtube.com/watch?v=LiyaSr5aeho 与 www.drdansiegel.com/resources/video-clips/#Q29ubmVjdCB3aXRoIEtpZHM=

子似乎并不在意，但他们仍然坚持这样做，因为大多数孩子不喜欢自己的特权被剥夺，即使他们不承认。为了避免让人觉得您在无休止地惩罚孩子，您可以通过积极赞扬孩子的良好行为来抵消这一点。

如果您的孩子做了一些不好的事情，比如从商店偷了糖果，那就让他去商店道歉并赔偿。如果他损坏了邻居的篱笆，那么就应该让他去修理，或至少做些家务来支付修理费。这样孩子就会明白他必须为自己的行为负责。图 18.1 展示了使用这些不同行为管理策略的情况。

如果有两位家长参与管理，那么保持统一战线就很重要。孩子们很容易就能看出意见上的差异，并且很快就会利用父母中的一方来对抗另一方。

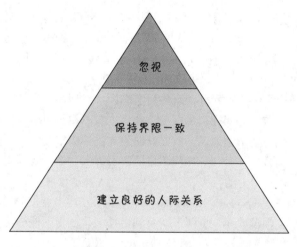

忽视

保持界限一致

建立良好的人际关系

图 18.1　行为管理策略

给家长的小贴士

如果可能的话，尽量不要发脾气，保持冷静，您是孩子的榜样。当事态不断发展时，当我们紧张时，当我们感到疲倦、饥饿或压力大时，我们往往会发脾气。因此，记得照顾好您自己并保持健康状态。这样，当和孩子相处时，您会有一个更好的心境。

第19章 »

提高孩子的自尊心

"自尊"这个词用来形容我们大多数时候对自己的感觉。自尊心强的人通常在大多数时候自我感觉良好。他们通常自信而外向，也更喜欢社交。自尊心不足的人大多数时候会对自己感到不确定或消极。他们可能感觉自己不如其他人那么好、聪明或有吸引力。他们经常觉得别人比自己强，因此他们往往不愿意参加或不愿意退出活动，包括社会活动。

个人自尊的发展通常始于童年，并在之后多年的时间里逐渐完善。有些人可能天生就有自卑的倾向，尤其是在家庭中曾有人被诊断为抑郁症的情况下。对大多数人而言，孩子觉得自己不值得被关注或不够好的想法通常来自父母、家庭成员、其他孩子，偶尔也有老师。这些重要的人塑造了孩子对自己的看法，因为他们是孩子所尊敬的人，是孩子期望得到指导和赞同的人。

图雷特综合征和自尊

自尊心的强弱似乎与家庭的沟通方式有关。图雷特综合征儿童可能由于一种或多种原因而导致其家庭功能受到破坏。他可能会因为长时间制造噪声或坐立不安而受到父母、兄弟姐妹和其他家庭成员的批评。如果您告诉孩子他很"调皮"，他可能会开始相信自己真的很调皮。

许多患有严重图雷特综合征（包括大声抽动或明显令人疼痛的运动抽动）的孩子，只要有同伴、父母和老师的支持，他们仍然对自己有信心。有良好支持的孩子，他的未来和预后很可能是好的，因为他会接受自己，对自己的能力感到满意。他会认识到自己的弱点和长处。这主要是由于他的家人和同龄人的态度，他们能接受孩子突然发出的"烦人"的噪声，因为这是他病情的一部分，是他自己控制不了的。

在诊所里，我们见到过很多患有严重抽动的儿童，他们的性格非常积极、外向。毫无疑问，正是父母的积极态度和支持让孩子的适应力变强，从而受到同龄人的欢迎。

有很多因素可能会影响一个人的自尊。图 19.1 中的文字是根据一组图雷特综合征儿童的情况整理而成的。

如何建立自尊心？

- 成功
- 锻炼
- 赞美
- 努力
- 睡眠
- 日常一些小事
- 责任
- 不断尝试
- 鼓励
- 给予您的孩子关注+真诚
- 兴趣
- 学习能力
- 高质量的亲子时光
- 外表

图 19.1　建立自尊心

提高自尊心的方法

赞 美

孩子们需要知道，无论他们的能力如何，父母都爱他们、相信他们。所有孩子都想取悦父母并得到积极的回应。这让他们感到安全和自信。随着孩子的成长，他会向父母寻求某种反馈。这种情况甚至会持续到成年。因此，我们要传达的信息是：随时都可以赞美孩子，但要有良好的判断力和限度。

支持和鼓励

为了让孩子不断尝试新事物，他需要感觉到，无论发生什么，他的父母都支持他。当孩子取得成就时，父母应该给予很多表扬。但是，当事情没有成功时，孩子同样需要知道爸爸妈妈不会认为他很糟糕。您可以这样来鼓励他们：别担心，你已经尽力了，你做得很好，我为你感到骄傲。对孩子的想法和能力表现出信心，这一点对培养他的自信很重要。

家庭或学校的责任

学校管理也有助于帮助孩子建立自尊心。可以安排一些简单的事情：负责削好铅笔，或从备选故事中选出课堂上让全班阅读的故事。对于图雷特综合征儿童来说，有任务和职责是很重要的，他们会因为有所贡献而感觉良好。如果发生抽动，这也可以让他们在教学环境之外休息片刻。

丰富孩子的成长经历

创造机会让孩子去体验各种各样的事物，如博物馆、电影院、剧院、图书馆和俱乐部。鼓励他们拥有业余爱好和参与休闲活动。表扬孩子的优点（如照顾他的宠物，或与他的朋友和睦相处）对提高自尊心非常有价值。鼓励您的孩子让他对自己感觉良好。您表扬的不是一项成果，而是一种性格特质。

教孩子去应对失望

事情并不总是如我们所愿，所以学会应对失望是很重要的。当事情出错时，帮助孩子应对他的感受。赞扬孩子的努力，告诉孩子您在童年时也遇到过类似的情况，您也感到过失望，但最终会有好的结果。这样的分享可能对孩子会很有帮助。

制订独特游戏时光计划

有充分的证据表明，在相当短的时间内，结构化、个体化的游戏活动可以增强孩子的自尊心、促进友谊，并教会他们掌握在青少年时期的社会交往中所需要的技能。Fred Frankel 的著作 *Friends Forever: How Parents Can Help Their Kids Make and Keep Good Friends*（《永远的朋友：父母如何帮助他们的孩子结交并拥有好朋友》），是一本很有帮助的指南，这本书描述了游戏方案。如果您的孩子与其他孩子很难交流，那么首先学会角色扮演等技能会很有用。在游戏活动时光中，一定要确保与孩子在一起的时间里有大量的社交互动，建议孩子不要把主要精力集中在玩电脑游戏上。

积极倾听孩子的心声

让您的孩子知道，即使在他争吵或抱怨时，您也在倾听他。有一个好方法，就是把孩子说过的话重复、澄清一遍，这样他们就会知道您在听。这种方法还可以防止误解。当孩子做了一些可能会遭到反对的事情，请使用非批判性的问题。例如，不要说："你为什么那样做？"而应该说："我想知道是什么原因导致你这样做？"同时，理解他并表达出他的感受，说一些诸如"这一定让人沮丧"或"你感到生气我一点也不惊讶"之类的话。再一次表明您在倾听孩子，他也更有可能因此而尊重您。

无私的爱和感情

用传统方式，如拥抱和亲吻来表达您对孩子的爱。直接告诉他，您喜欢他的陪伴。让孩子看到，您会对生活中的重要他人（如伴侣和亲戚）表现出爱和感情。这可以让孩子学会对他人表达爱意，从长远来看，这也会增强他的自尊心。

结 语

　　和一个患有图雷特综合征的儿童生活在一起，并深爱着他，这并不是件容易的事。通常情况下，您需要额外的技能、耐心，更重要的是，用知识照亮这条充满荆棘但又丰富多彩的人生道路。如果孩子能把抽动视为他们需要终生陪伴的"朋友"，这将很有帮助。"朋友"来来去去，有时会很烦人，有时又很有趣，了解和理解他们是很重要的。如果您的孩子被诊断为图雷特综合征，抽动症状很可能会伴随其数年，至少到青年时期。抽动症状可能会一直伴随着孩子长大，这有点像朋友。学会适时管理挑战性的症状并建立一种弹性的应对方式，已经被许多存在抽动症状的年轻人注意到。孩子经常会说，与抽动为伴使他变成了一个更灵敏、更可靠和更专注的人。重要的是，患有图雷特综合征只是您孩子的一个方面，除了给予他支持，还要强调他的优势和才能。通过这些努力，您就可以让他像其他孩子一样享受家庭生活、友谊、爱好和学校生活带来的快乐。

词汇表 »

注意缺陷多动障碍
一种包括注意力不集中、冲动和多动的发育障碍。

孤独症谱系障碍
一种发育障碍，影响社会交流、语言和非语言交流，并伴有刻板行为。

候选基因
任何可能导致特定疾病或障碍的基因。

书写秽语症
写出淫秽文字的冲动。

秽语症
重复使用社会上不可接受的词语或短语。

猥亵行为
做出猥亵的或不可接受的姿势和动作。

脱氧核糖核酸（DNA）
生物体中一种包含遗传信息的分子。

多巴胺
一种在大脑中发现的与运动有关的神经递质。

计算障碍
一种影响数学运算技能的发育障碍。

书写困难
一种影响写作的发育障碍。

阅读障碍
一种影响单词阅读和拼写技能准确性和流畅性的发育障碍。

运动障碍
一种影响精细运动和粗大运动的发育障碍。

模仿语言
重复别人的话。

模仿动作
模仿别人的手势或动作。

执行功能
一种能力，如计划和组织能力，工作记忆和完成任务的积极性。

暴露反应预防
一种行为疗法，指患者暴露于诱发焦虑、恐惧情绪的情境中，但不要试图去消除这种恐惧，而是让恐惧自然缓解。

基因连锁
染色体上紧密相连的基因，倾向于联合遗传。

习惯逆转训练
一种使患者能够控制住抽动的行为疗法。

习惯化

一种反应（如恐惧）随时间的推移而自行减少的机制。

智力障碍

思维和日常行为严重受损，需要额外的支持以适应环境。

安定药

一种药物的分类，也称为抗精神病药或主要镇静剂。

神经递质

一种通过突触传递神经冲动的化学物质。

强迫障碍

一种疾病，包括反复出现的、侵入性的想法，即强迫观念，以及按照一定的规则或以一种刻板的方式来进行的行为，即强迫行为。

重复现象

重复自己的言语或手势。

先兆冲动

在运动或发声抽动之前的先兆感觉。

突触前受体

突触是神经末梢之间的间隙。神经递质通过这个间隙进行传输。在神经末梢有两种类型的受体。突触前受体是发送神经递质的部位，随后被突触后受体接收。

5-羟色胺

大脑中一种与情绪、焦虑和运动有关的神经递质。

抽动
一种无意识的、快速的、反复出现的、无节律性的运动或发声动作。

滴度
溶液中某种物质的量或浓度的测量值，通常指患者血液中抗体的数量。

消长变化
抽动频率和严重程度消长变化。

参考文献 >>

American Psychiatric Association, 2013. Diagnostic and Statistical Manual of Mental Disorders (5th ed). Washington: American Psychiatric Association.

Baron-Cohen S, Mortimore C, Moriarty J, et al., 1999. The prevalence of Gille de la Tourette's syndrome in children and adolescents with autism. Journal of Child Psychology and Psychiatry, 40(2): 213–218.

Blount TH, Lockhart ALT, Garcia RV, et al., 2014. Intensive outpatient comprehensive behavioral intervention for tics: a case series. World Journal of Clinical Cases, 2(10): 569–577.

Boaler J, 2010. The Elephant in the Classroom: Helping Children Learn and Love Maths. London: Souvenir Press Ltd.

Bodeck S, Lappe C, Evers S, 2015. Tic-reducing effects of music in patients with Tourette's syndrome: self-reported and objective analysis. Journal of the Neurological Sciences, 352(1/2): 41–47.

Braaten E, Willoughby B, 2014. Bright kids who can't keep up: help your child overcome slow processing speed and succeed in a fast-paced world. New York: Guilford Press.

Burd L, Freeman RD, Klug MG, et al., 2005. Tourette syndrome and learning disabilities. BMC Pediatrics, 5: 34–40.

Burd L Li Q, Kerbeshian J, Klug MG, et al., 2009. Tourette syndrome and co-morbid pervasive developmenatal disorders. Journal of Child Neurology, 24: 170–175.

Canitano R, Vivanti G, 2007. Tics and Tourette syndrome in autism spectrum disorders. Autism, 11: 19–28.

Carlo J, Piedad P, Cavanna AE, 2016. Depression in Tourette syndrome: a controlled and comparison study. Journal of Neurological Sciences, 364: 128–132.

Cath DC, Hedderly T, Ludolph A, et al., 2011. European clinical guidelines for Tourette Syndrome and other tic disorders. Part I: Assessment. European Child and Adolescent Psychiatry, 20(4): 155–171.

Cavanna AE, Rickards H, 2013. The psychopathological spectrum of Gilles de la Tourette syndrome. Neuroscience & Biobehavioral Reviews, 37: 1008–1015.

Chang S, Himle M, Woods D, et al., 2009. Psychometric properties of a brief parent-report instrument for assessing tic severity in children with chronic tic disorders. Child & Family Behavior Therapy, 31(3): 181–191.

Christie D, Jassi A, 2002. "Oh no he doesn't!", "Oh yes he does!": Comparing parent and teacher perceptions in Tourette's syndrome. Clinical Child Psychology and Psychiatry, 7:553–558.

Crawford FC, Ait-Ghezala G, Morris M, et al., 2003. Translocation breakpoint in two unrelated Tourette syndrome cases, within a region previously linked to the disorder. Human Genetics, 113: 154–161.

Dale R, Heyman I, 2002. Post-streptococcal autoimmune psychiatric and movement disorders in children. British Journal of Psychiatry, 181(3): 188–190.

Derisley J, Heyman I, Robinson S, et al., 2008. Breaking free from OCD: a CBT guide for young people and their families. London: Jessica Kingsley Publishers.

Diniz JB, Rosario-Campos MC, Hounie AG, et al., 2006. Chronic tics and Tourette syndrome in patients with obsessive compulsive disorder. Journal of Psychiatric Research, 40: 487–493.

Evans DW, Leckman JF, Carter A, et al., 1997. Ritual, habit, and perfectionism: the prevalence and development of compulsive-like behavior in normal young children. Child Development, 68: 58–68.

Felling RJ, Singer HS, 2011. Neurobiology of Tourette syndrome: current status and need for further investigation. Journal of Neuroscience, 31(35):12387–12395.

Frankel F, 2010. Friends forever: how parents can help their kids make and keep good friends. San Francisco: Jossey-Bass.

Freeman RD, Fast D, Burd L, et al., 2000. An international perspective on Tourette syndrome: selected findings from 3 500 individuals in 22 countries. Developmental Medicine & Child Neurology, 42: 436–447.

Gadow KD, Sverd J, Sprafkin J, et al., 1999. Longterm methylphenidate therapy in children with comorbid attention-deficit hyperactivity disorder and chronic multiple tic disorder. Archives of General Psychiatry, 56: 330–336.

Geller DA, Biederman J, Stewart SE, et al., 2003. Which SSRI? A meta-analysis of pharmacotherapy trials in pediatric obsessive-compulsive disorder. American Journal of Psychiatry, 160: 1919–1928.

Giedd JN, Rapoport JL, Garvey MA, et al., 2000. MRI assessment of children with obsessive-compulsive disorder or tics associated with streptococcal infection. American Journal of Psychiatry, 157(2): 281–283.

Harris K, Graham S, Mason L, et al., 2010. Powerful Writing Strategies for All Students. Reciprocal Teaching at Work: Powerful Strategies and Lessons for Improving Reading Comprehension International Literacy Association (2nd Rev. ed). London: EDS Publications Ltd.

Hassler R, Dieckmann G, 1973. Relief of OCD, phobias and Tics by stereotactic coagulations of the rostral intralaminar and medial-thalamic nuclei//Laitinen LV, Livingston KE. Surgical Approaches in Psychiatry. Proceedings of the Third International Congress of Psychosurgery, Cambridge: Garden City Press: 206–212.

Heyman I, 1997. Children with obsessive compulsive disorder. British Medical Journal, 315: 444.

Heyman I, Matrix-Cols D, Fineberg NA, 2006. Obsessive-compulsive disorder. British Medical Journal, 333: 424–429.

Himle MB, Freitag M, Walther M, et al., 2012. A randomized pilot trial comparing videoconference versus faceto-face delivery of behavior therapy for childhood tic disorders. Behaviour Research and Therapy, 50, (9): 565–570.

Ho CS, Chen HJ, Chiu NC, et al., 2009. Short term sulpiride treatment of children and adolescents with Tourette syndrome or chronic tic disorder.' Journal of the Formosan Medical Association, 108: 788–793.

Hounie AG, do Rosario-Campos MC, Diniz JB, et al., 2006. Obsessive-compulsive disorder in Tourette syndrome. Advances in Neurology, 99: 22–38.

Huckeba W, Chapieski L, Hiscock M, et al., 2008. Arithmetic performance in children with Tourette syndrome: relative contribution of cognitive and attentional factors. Journal of Clinical and Experimental Neuropsychology, 30, (4): 410–420.

Hudziak JJ, van Beijsterveldt CEM, Althoff RR, et al., 2004. Genetic and environmental contributions to the child behaviour checklist obsessive compulsive scale. Archives of General Psychiatry, 61: 608–616.

Hyde TM, Aaronson BA, Randolph C, et al., 1992. Relationship of birth weight to the phenotypic expression of Gilles de la Tourette's syndrome in monozygotic twins. Neurology, 42: 652–658.

Jackson GM, Mueller SC, Hambleton K, et al., 2007. Enhanced cognitive control in Tourette Syndrome during task uncertainty. Experimental Brain Research, 182(3): 357–364.

Jackson GM, Draper A, Dyke K, et al., 2015. Inhibition, disinhibition, and the control of action in Tourette syndrome. Trends in Cognitive Science, 19(11): 655–665.

Jensen CM, Steinhausen HC, 2015. Comorbid mental disorders in children and adolescents with attention-deficit/hyperactivity disorder in a large nationwide study. ADHD Attention Deficit Hyperactivity Disorder, 7(1):27–38.

Jones K, Daley D, Hutchings J, et al., 2008. Efficacy of the Incredible Years Programme as an early intervention for children with conduct problems and ADHD: Long-term follow-up. Child: Care, Health and Development, 34(3):380–390.

Jonnal AH, Gardner CO, Prescott CA, et al., 2000. Obsessive and compulsive symptoms in a general population sample of female twins. American Journal of Medical Genetics, 96(6): 791–796.

Kadesjo B, Gillberg C, 2000. Tourette's disorder: Epidemiology and comorbidity in primary school children. Journal of the American Academy of Child and Adolescent Psychiatry, 39: 548–555.

Kenney CJ, Hunter CB, Mejia NI, et al., 2007. Tetrabenazine in the treatment of Tourette syndrome. Journal of Pediatric Neurology, 5: 9–13.

Khalifa N, von Knorring AL, 2005. Tourette syndrome and other tic disorders in a total population of children: Clinical assessment and background. Acta Paediatrica, 94, (11): 1608–1614.

Kostanecka-Endress T, Banaschewski T, Kinkelbur J, et al., 2003. Disturbed sleep in children with Tourette syndrome: a polysomnographic study. Journal of Psychosomatic Research, 55(1): 23–29.

Kroisel PM, Petek E, Emberger W, et al., 2001. Candidate region for Gilled e la Tourette syndrome at 7q31. American Journal of Medical Genetics, 101: 259–261.

Kurlan R, Lichter D, Hewitt D, 1989. Sensory tics in Tourette's syndrome. Neurology, 39(5): 731–734.

Leckman JF, 2002. Tourette's syndrome. Lancet, 360(9345): 1577–1586.

Leckman JF, Hardin MT, Riddle MA, et al., 1991. Clonidine treatment of Gilles de la Tourette's syndrome. Archives of General Psychiatry, 48(4): 324–328.

Leckman JF, Grice DE, Boardman J, et al., 1997. Symptoms of obsessive compulsive disorder. American Journal of Psychiatry, 154, 7: 911–917.

Leckman JF, Riddle MA, Hardin MT, et al., 1989. The Yale Global Tic Severity Scale: initial testing of a clinician-rated scale of tic severity. Journal of the American Academy of Child & Adolescent Psychiatry, 28(4): 566–573.

Lewin AB, Storch EA, Conelea CA, et al., 2011. The roles of anxiety and depression in connecting tic severity and functional impairment. Journal of Anxiety Disorders, 25:164–168.

Liu WY, Wang HS, Hsu LY, et al., 2011. Health-related physical fitness management for a child with Tourette syndrome. Chang Gung Medical Journal, 34(6 Suppl):4–9.

Maciunas RJ, Maddux BN, Riley DE, et al., 2007. Prospective randomized double-blind trial of bilateral thalamic deep brain stimulation in adults with Tourette syndrome. Journal of Neurosurgery, 107: 1004–1014.

Mathews CA, Waller J, Glidden D, et al., 2004. Self injurious behaviour in Tourette syndrome: Correlates with impulsivity and impulse control. Journal of Neurology, Neurosurgery and Psychiatry, 75: 1149–1155.

Matsuda N, Kono T, Nonaka M, et al., 2016. Self-initiated coping with Tourette's syndrome: effect of tic suppression on QOL. Brain and Development, 38, (2): 233–241.

McGuire JF, Arnold E, Park JM, et al., 2015. Living with tics: reduced impairment and improved quality of life for youth with chronic tic disorders. Psychiatry Research, 225: 571–579.

McKinlay D, 2015. Nix Your Tics! Eliminating Unwanted Tic Symptoms: a howto guide for young people (2nd ed). Ontario: Life's A Twitch Publishing.

Micali N, Heyman I, Peter M, et al., 2010. Long-term outcomes of obsessive-compulsive disorder: follow-up of 142 children and adolescents. British Journal of Psychiatry, 197(2): 128–134.

Mink JW, Walkup J, Frey KA, et al., 2006. Patient selection and assessment recommendations for deep brain stimulation in Tourette syndrome. Movement Disorders, 21(11): 1831–1838.

Moody S, 2004. Dyslexia: a teenager's guide. London: Random House.

Mukaddes NM, Abali O, 2003. Quetiapine treatment of children and adolescents with Tourette's disorder. Journal of Child and Adolescent Psychopharmacology, 13: 295–299.

Müller-Vahl KR, Buddensiek N, Geomelas M, et al., 2008. The influence of different food and drink on tics in Tourette syndrome. Acta Paediatrica, 97, (4): 442–446.

Müller-Vahl KR, Cath DC, Cavanna AE, et al., 2011. European clinical guidelines for Tourette syndrome and other tic disorders. Part IV: Deep brain stimulation. European Child and Adolescent Psychiatry, 20(4): 209–217.

National Institute for Health and Clinical Excellence (NICE), 2005. Obsessive-compulsive disorder and body dysmorphic disorder: treatment (NICE guidelines CG31). [2016-05-29]. www.nice.org.uk/Guidance/CG31.

National Institute for Health and Clinical Excellence (NICE), 2016.

Attention deficit hyperactivity disorder: diagnosis and management (NICE Guidelines CG72). [2016-05-29]. www.nice.org.uk/guidance/cg72.

Nixon E, Glazebrook C, Hollis C, et al., 2014. Reduced tic symptomatology in Tourette syndrome after an acute bout of exercise an observational study. Behavior Modification, 38(2): 235–263.

Nussey C, Pistrang N, Murphy T, 2013. How does psychoeducation help? A review of the effects of providing information about Tourette syndrome and attention-deficit/hyperactivity disorder.' Child: Care, Health and Development, 39: 617–627.

Nussey C, Pistrang N, Murphy T, 2014. Does it help to talk about tics? An evaluation of a classroom presentation about Tourette syndrome. Child and Adolescent Mental Health, 19(1): 31–38.

Packer LE, Pruitt SK, 2010. Challenging Kids, Challenged Teachers: teaching students with Tourette's, bipolar disorder, executive dysfunction, OCD, ADHD, and more. Bethesda: Woodbine House.

Packer-Hopke L, Motta RW, 2014. A preliminary investigation of the effects of aerobic exercise on childhood Tourette's syndrome and OCD. Behavior Therapist, 37(7): 188–192.

Pappert EJ, Goetz CG, Louis ED, et al., 2003. Objective assessments of longitudinal outcome in Gilles de la Tourette's syndrome. Neurology, 61(7): 936–940.

Pediatric OCD Treatment Study (POTS) Team, 2004. Cognitive-behavior therapy, sertraline, and their combination for children and adolescents with obsessive-compulsive disorder: the pediatric OCD treatment study (POTS) randomized controlled trial. JAMA, 292(16): 1969–1976.

Peterson BS, Leckman JF, Scahill L, et al., 1992. Hypothesis: steroid hormones and sexual dimorphisms modulate symptom expression in Tourette's syndrome. Psychoneuroendolocrinology 17: 553–563.

Peterson BS, Staib L, Scahill L, et al., 2001. Regional brain and ventricular volumes in Tourette syndrome. Archives of General Psychiatry, 58: 427–440.

Peterson BS, Skudlarski P, Anderseon AW, et al., 1998. A functional magnetic resonance imaging study of tic suppression in Tourette syndrome. Archives of General Psychiatry, 55: 326–333.

Plessen KJ, Grüner R, Lundervold A, et al., 2006. Reduced white matter connectivity in the corpus callosum of children with Tourette syndrome. Journal of Child Psychology and Psychiatry, 47: 1013–1022.

Porta M, Maggioni G, Ottaviani F, et al., 2004. Treatment of phonic tics in patients with Tourette's syndrome using botulinum toxin type A. Neurological Sciences, 24: 420–423.

Price RA, Kidd KK, Cohen DJ, et al., 1985. A twin study of Tourette syndrome. Archives of General Psychiatry, 42: 815–820.

Pringsheim T, Doja A, Gorman D, et al., 2012. Canadian guidelines for the evidence-based treatment of tic disorders: pharmacotherapy. Canadian Journal of Psychiatry, 57(3): 133–143.

Ricketts EJ, Gilbert DL, Zinner SH, et al., 2015a. Pilot testing behavior therapy for chronic tic disorders in neurology and developmental pediatrics clinics. Journal of Child Neurology, 31(4): 444–450.

Ricketts EJ, Goetz AR, Capriotti MR, et al., 2015b. A randomized waitlist-controlled pilot trial of voice over internet protocoldelivered behavior therapy for youth with chronic tic disorders. Journal of Telemedicine and Telecare, 22(3): 153–162.

Robertson MM, 2006. Mood disorders and Gilles de la Tourette's syndrome: an update on prevalence, etiology, comorbidity, clinical associations, and implications. Journal of Psychosometric Research, 61: 349–358.

Robertson MM, 2015. A personal 35 year perspective on Gilles de la Tourette syndrome: Prevalence, phenomenology, comorbidities, and co-existing psychopathologies. Lancet Psychiatry 2(1): 68–87.

Robertson MM, Schnieden V, Lees AJ, 1990. Management of Gilles de la Tourette syndrome using sulpiride. Clinical Neuropharmacology, 13, 229–235.

Roessner V, Plessen KJ, Rothenberger A, et al., 2011. European clinical guidelines for Tourette syndrome and other tic disorders. Part II: Pharmacological treatment. European Child and Adolescent Psychiatry,

20: 173–196.

Rosenberg DR, Hanna GL, 2000. Genetic and Imaging strategies in obsessive-compulsive disorder: Potential implications for treatment development. Biological Psychiatry, 48: 1210–1222.

Rowe J, Yuen HK, Dure LS, 2013. Comprehensive behavioral intervention to improve occupational performance in children with Tourette disorder. American Journal of Occupational Therapy, 67(2): 194–200.

Sacconai L, Fabiana V, Manuela B, et al., 2005. Tourette sundrome and chronic tics in a sample of children and adolescents. Brain and Development, 27: 349–352.

Sallee FR, Nesbitt L, Jackson C, et al., 1997. Relative efficacy of haloperidol and pimozide in children and adolescents with Tourette's disorder. American Journal of Psychiatry, 154: 1057–1062.

Sanders MR, Mazzucchelli TG, Studman LJ, 2004. Stepping Stones Triple P: the theoretical basis and development of an evidence—based positive parenting program for families with a child who has a disability. Journal of Intellectual and Developmental Disability, 29(3): 265–283.

Scahill L, Chappell PB, Kim YS, et al., 2001. A placebocontrolled study of guanfacine in the treatment of children with tic disorders and attention deficit hyperactivity disorder. American Journal of Psychiatry, 158: 1067–1074.

Scahill L, Leckman JF, Schultz RT, et al., 2003. A placebo-controlled trial of risperidone in Tourette syndrome. Neurology, 60, 7: 1130–1135.

Scharf JM, Miller LL, Mathews CA, et al., 2012. Prevalence of Tourette syndrome and chronic tics in the population—based Avon longitudinal study of parents and children cohort. Journal of the American Academy of Child and Adolescent Psychiatry, 51(2): 192–201.

Servello D, Porta M, Sassi M, et al., 2008. Deep brain stimulation in 18 patients with severe Gilles de la Tourette syndrome refractory to treatment: the surgery and stimulation. Journal of Neurology Neurosurgery and Psychiatry, 79(2): 136–142.

Shapiro E, Shapiro AK, Fulop G, et al., 1989. Controlled study of haloperidol, pimozide and placebo for the treatment of Gilles de la

Tourette's syndrome. Archives of General Psychiatry, 46, (8): 722–730.

Shaw P, Greensted D, Lench J, et al., 2006. Intellectual ability and cortical development in children and adolescents. Nature, 440(7084): 676–679.

Siegel DJ, Payne Bryson T, 2012. The Whole-Brain Child: 12 proven strategies to nurture your child's developing mind. London: Robinson.

Siegel DJ, Payne Bryson T, 2015. No-Drama Discipline: the whole-brain way to calm the chaos and nurture your child's developing mind. London: Scribe Publications.

Silver AA, Shytle RD, Philipp MK, et al., 1996. Case study: long term potentiation of neuroleptics with transdermal nicotine in Tourette's syndrome. Journal of the American Academy of Child and Adolescent Psychiatry, 35(12): 1631–1636.

Simonic I, Nyholt DR, Gericke GS, et al., 2001. Further evidence for linkage of Gilles de la Tourette syndrome susceptibility loci on chromosomes 2p11, 8q22 and 11q23-24 in South African Afrikaners. American Journal of Medical Genetics, 105(2): 163–167.

Singer HS, Gilbert DL, Wolf DS, et al., 2012. Moving from PANDAS to CANS. Journal of Pediatrics, 160(5): 725–731.

Skoog G, Skoog I, 1999. A 40-year follow-up of patients with obsessivecompulsive disorder. Archives of General Psychiatry, 56(2): 121–127.

Specht MW, Woods DW, Piacentini J, et al., 2011. Clinical characteristics of children and adolescents with a primary tic disorder. Journal of Developmental and Physical Disabilities, 23(1): 15–31.

Spencer TJ, Biederman J, Faraone S, et al., 2001. Impact of tic disorders on ADHD outcome across the life cycle: Findings from a large group of adults with and without ADHD. American Journal of Psychiatry, 158(4): 611–617.

Stewart SE, Geller DA, Jenike M, et al., 2004. Long-term outcome of pediatric obsessive compulsive disorder: A meta-analysis and qualitative review of the literature. Acta Psychiatrica Scandinavica, 110(1): 4–13.

Storch EA, Milsom V, Lack CW, et al., 2009. Sleep-related problems in youth with Tourette's syndrome and chronic tic disorder. Child and

Adolescent Mentel Health, 14(2): 97–103.

Sukhodolsky DG, Smith SD, McCartney SA, et al., 2016. Behavioral interventions for anger,irritability, and aggression in children and adolescents. Journal of Child and Adolescent Psychopharmacology, 26(1): 58–64.

Swedo SE, Leckman JF, Rose NR, 2012. From research sub group to clinical syndrome: Modifying the PANDAS criteria to describe PANS. Pediatrics & Therapeutics, 12(2): 2.

Swedo SE, Leonard HL, Garvey M, et al., 1998. Pediatric autoimmune neuropsychiatric disorders associated with streptococcal infections: clinical description of the first 50 cases. American Journal of Psychiatry, 155(2): 265–271.

Thompson MJJ, Laver-Bradbury C, Ayres M, et al., 2009. A small-scale randomized controlled trial of the revised New Forest Parenting Programme for preschoolers with attention deficit hyperactivity disorder. European Child and Adolescent Psychiatry, 18(10): 605–616.

Tourette Syndrome Association International Consortium for Genetics, 1999. A complete genome screen in sib-pairs affected with Gilles de la Tourette syndrome. American Journal of Human Genetics, 65: 1428–1436.

Tourette Syndrome Study Group, 2002. Treatment of ADHD in children with tics: a randomized controlled trial. Neurology, 58, 527–536.

Vandewalle V, van der Linden C, Groenewegen HJ, et al., 1999. Stereotactic treatment of Gilles de la Tourette syndrome by high frequency stimulation of thalamus. Lancet, 353(9154): 724.

Vasconcelos MS, Sampaio AS, Hounie AG, et al., 2007. Prenatal, perinatal, and postnatal risk factors in obsessive-compulsive disorder. Biological Psychiatry, 61: 301–307.

Verkerk AJ, Mathews CA, Joosse M, et al., 2003. CNTNAP2 is disrupted in a family with Gille de la Tourette syndrome and obsessive compulsive disorder. Genomics, 82, (1): 1–9.

Visser-Vandewalle V, Ackermans L, van der Linden C, et al., 2006. Deep brain stimulation in Gilles de la Tourette's syndrome. Neurosurgery,

58(3): E590.

Visser-Vandewalle V, Temel Y, Boon P, et al., 2003. Chronic bilateral thalamic stimulation: A new therapeutic approach in intractable Tourette syndrome. Report of three cases. Journal of Neurosurgery, 99(6): 1094–1100.

Wechsler D, 2014. Wechsler Intelligence Scale for Children. Fifth Edition. Bloomington: Pearson.

Woods DW, Conelea CA, Himle MB, 2010. Behavior therapy for Tourette's disorder: Utilization in a community sample and an emerging area of practice for psychologists. Professional Psychology Research and Practice, 41(6): 518–527.

Woods DW, Twohig MP, 2008. Trichotillomania: An ACT-enhanced behavior therapy approach therapist guide (Treatments that Work). New York: Oxford University Press.

Worbe Y, Mallet L, Golmard JL, et al., 2010. Repetitive behaviours in patients with Gilles de la Tourette syndrome: Tics, compulsions, or both? PLoS One, 5(9): e12959.

Wright A, Rickards H, Cavanna AE, 2012. Impulse-control disorders in Gilles de la Tourette syndrome. Journal of Neuropsychiatry and Clinical Neurosciences, 24: 16–27.

Yates R, Edwards K, King J, et al., 2016. Habit reversal training and educational group treatments for children with tourette syndrome: a preliminary randomised controlled trial. Behaviour Research and Therapy, 80: 43–50.

Yoo HK, Kim JY, Kim CY, 2006. A pilot study of aripiprazole in children and adolescents with Tourette's disorder. Journal of Child and Adolescent Psychopharmacology, 16: 505–506.

资 源 ≫

▶ 推荐书目

Why Do You Do Tat?

A Book about Tourette Syndrome for Children and Young People

（你为什么要那样？———一本关于儿童和青少年图雷特综合征的书）

Uttom Chowdhury and Mary Robertson

Illustrated by Liz Whallett

ISBN 978 1 84310 395 0

eISBN 978 1 84642 491 5

Disorganized Children

A Guide for Parents and Professionals

（没有条理的孩子———家长和专业人士指南）

Edited by Samuel M. Stein and Uttom Chowdhury

ISBN 978 1 84310 148 2

eISBN 978 1 84642 496 0

Can I tell you about Tourette Syndrome?

A guide for friends, family and professionals

（我可以和你谈图雷特综合征吗？———朋友，家长和专业人士指南）

Mal Leicester

Illustrated by Apsley

ISBN 978 1 84905 407 2

eISBN 978 0 85700 806 0

Part of the Can I tell you about…? series

Kids in the Syndrome Mix of ADHD, LD, Autism Spectrum, Tourette's, Anxiety, and More!

Te one-stop guide for parents, teachers, and other professionals

（兼具多动症、学习障碍，孤独症谱系障碍、图雷特综合征、焦虑及其他症状的儿童——家长、教师和专业人士的一站式指南）

Martin L. Kutscher, MD

With contributions from Tony Attwood, PhD and Robert R. Wolf, MD

ISBN 978 1 84905 967 1

eISBN 978 0 85700 882 4

Te Parent's Guide to Specifc Learning Difculties Information, Advice and Practical Tips

（特定学习障碍资料、建议和实用技巧家长指南）

Veronica Bidwell

ISBN 978 1 78592 040 0

eISBN 978 1 78450 308 6

PANDAS and PANS in School Settings A Handbook for Educators

（PANDAS 和 PANS 患儿的校内管理——教育手册）

Edited by Patricia Rice Doran

ISBN 978 1 84905 744 8

eISBN 978 1 78450 166 2

▶ 参考阅读

ADHD 注意缺陷多动障碍

- Gantos J. The Key That Swallowed Joey Pigza. New York: Square Fish, 2015.
- Horstmann K, Steer J. Helping Kids and Teens with ADHD in School: A Workbook for Classroom Support and Managing Transitions. London: Jessica Kingsley Publishers, 2009.

- Laver-Bradbury CJ. Step by Step Help for Children with ADHD: A Self-Help Manual for Parents. London: Jessica Kingsley Publishers, 2010.
- Rotz RD, Wright S. Fidget to Focus: Outwit Your Boredom. Sensory Strategies for Living with AD. Bloomington, IN: iUniverse Books, 2005.
- Yarney S, Martin C. Can I tell you about ADHD? A Guide for Friends, Family and Professionals. London: Jessica Kingsley Publishers, 2013.

愤怒、焦虑和强迫障碍

- Biegel GM. Stress Reduction Workbook for Teens: Mindfulness Skills to Help You Deal with Stress (Teen Instant Help). Oakland: New Harbinger, 2009.
- Cartwright-Hatton S. Coping with an Anxious or Depressed Child: A Guide for Parents and Carers. London: One world Publications, 2007.
- Creswell C, Willetts L. Overcoming Your Child's Fears and Worries: A Self-help Guide Using Cognitive Behavioral Techniques. London: Robinson, 2013.
- Derisley J, Heyman I, Robinson S, et al. Breaking Free from OCD: A CBT Guide for Young People and Their Families. London: Jessica Kingsley Publishers, 2008.
- Ironside V. The Huge Bag of Worries. London: Hachette, 2012.
- Jassi A. Can I tell you about OCD? A Guide for Friends, Family and Professionals. London: Jessica Kingsley Publishers, 2013.
- Pudney W, Whitehouse É. A Volcano in My Tummy: Helping Children to Handle Anger. A Resource Book for Parents, Caregivers and Teachers. Gabriola: New Society Publishers, 1996.
- Wells J, Heyman I. Touch and Go Joe: An Adolescent's Experiences of OCD. London: Jessica Kingsley Publishers, 2006.

孤独症谱系障碍和社交障碍

- Attwood T. The Complete Guide to Asperger's Syndrome. London: Jessica Kingsley Publishers, 2006.
- Attwood T, Grandin T. Asperger's and Girls: World-Renowned Experts Join Those with Asperger's Syndrome to Resolve Issues That Girls

and Women Face Every Day! Arlington: Future Horizons, Inc, 2006.

• Chidekel D. Parents in Charge: Setting Healthy, Loving Boundaries for You and Your Child. London: Little, Brown and Co, 2007.

• Elder J, Thomas M. Different Like Me: My Book of Autism Heroes. London: Jessica Kingsley Publishers, 2005.

• Frankel F. Friends Forever: How Parents Can Help Their Kids Make and Keep Good Friends. San Francisco: Jossey-Bass, 2010.

• Garcia Winner M, Crooke P. Socially Curious and Curiously Social. Great Barrington: North River Press, 2011.

• Gray C. The New Social Story Book. Arlington: Future Horizons, 2010.

• Plummer DM. Focusing and Calming Games for Children: Mindfulness Strategies and Activities to Help Children to Relax, Concentrate and Take Control. London: Jessica Kingsley Publishers, 2012.

• Siegel DJ. Brainstorm: The Power and Purpose of the Teenage Brain. New York: Scribe Publications, 2014.

• Siegel DJ, Payne Bryson T. The Whole-Brain Child: 12 Proven Strategies to Nurture Your Child's Developing Mind. London: Robinson, 2012.

执行功能

• Brateen E, Willoughby B. Bright Kids Who Can't Keep Up: Help Your Child Overcome Slow Processing Speed and Succeed in a Fast-Paced World. New York: Guilford Press, 2014.

• Cooper-Kahn J, Dietzel LC. Late, Lost and Unprepared: A Parents' Guide to Helping Children with Executive Functioning. Bethesda: Woodbine House, 2008.

• Guare R, Dawson P, Guare C. Smart But Scattered Teens: The Executive Skills Program for Helping Teens Reach Their Potential. New York: Guilford Press, 2012.

学习困难

• Boaler J. The Elephant in the Classroom: Helping Children Learn and Love Maths. London: Souvenir Press Ltd, 2010.

• Beck IL, McKeown MG, Kucan L. Bringing Words to Life: Robust

Vocabulary Instruction. New York: Guilford Press, 2013.

• Blakemore SJ, Frith U. The Learning Brain: Lessons for Education. Oxford: Blackwell Publishing, 2005.

• Boon, M. Can I tell you about Dyspraxia? A Guide for Friends, Family and Professionals. London: Jessica Kingsley Publishers, 2014.

• Gathercole S, Alloway TP. Working Memory and Learning: A Practical Guide for Teachers. London: Sage, 2008.

• Harris K, Graham S, Mason L, et al. Powerful Writing Strategies for All Students. Reciprocal Teaching at Work: Powerful Strategies and Lessons for Improving Reading Comprehension International Literacy Association (2nd rev. ed). Baltimore: Brookes Publishers, 2008.

• Hultquist AM. Can I tell you about Dyslexia? A Guide for Friends, Family and Professionals. London: Jessica Kingsley Publishers, 2013.

• Likierman H, Muter V. Dyslexia: A Parents' Guide to Dyslexia, Dyspraxia and Other Learning Difficulties. London: Vermilion, 2008.

• Moody S. Dyslexia: A Teenager's Guide. London: Random House, 2004.

图雷特综合征

• Buehrens A. Hi, I'm Adam: A Child's Story of Tourette Syndrome. Duarte, CA: Hope Press, 1990.

• Buffolano, S. Coping with Tourette Syndrome Syndrome: A Work book for Kids with Tic Disorders. Oakland: New Harbinger, 2008.

• Chowdhury U, Robertson M, Whallett L, et al. Why Do You Do That? A Book about Tourette Syndrome for Children and Young People. London: Jessica Kingsley Publishers, 2006.

• Leicester M. Can I tell you about Tourette Syndrome? A Guide for Friends, Family and Professionals. London: Jessica Kingsley Publishers, 2013.

• McKinlay D. Nix Your Tics! Eliminating Unwanted Tic Symptoms: A How-to Guide for Young People (2nd ed). Ontario: Life's A Twitch! Publishing, 2015.

• Packer LE, Pruitt SK. Challenging Kids, Challenged Teachers: Teaching Students With Tourette's, Bipolar Disorder, Executive

Dysfunction, OCD, ADHD, and More. Bethesda: Woodbine House, 2010.
- Robertson MM, Baron-Cohen S. Tourette Syndrome: The Facts (2nd ed). Oxford University Press, 1998.
- Thom J. Welcome to Biscuit Land: A Year in the Life of Touretteshero. London: Souvenir Press, 2012.
- Verdellen C, van de Griendt, J Kriens S, et al. Tics: Therapist Manual. Amsterdam: Boom Publishers, 2011.
- Woods D, Piacentini J, Chang SW, et al. Managing Tourette Syndrome: A Behavioral Intervention for Children and Adults. Therapist Guide (Treatments That Work). Oxford University Press, 2008.

▶ 相关网站

- 图雷特综合征行动（Tourettes Action）：目的是支持图雷特综合征患者及其工作人员，并资助该疾病的诊断和治疗方面的研究。
www.tourettes-action.org

- 美国图雷特综合征协会（Tourette Association of America）：目的是改善图雷特综合征和抽动障碍患者的生活，并资助该疾病的研究。
http://tourette.org

- 加拿大图雷特综合征协会（Tourette Canada）：目的是通过教育、倡导和支持，帮助大家认识和理解图雷特综合征，并促进相关研究。
https://www.tourette.ca

- Life's a Twitch!：加拿大一个提供图雷特综合征和相关疾病信息的网站。由 B. Duncan McKinlay 医生运营，他本人也患有图雷特综合征。
www.lifesatwitch.com
www.cpri.ca/families/programs-services/brake-shop/brake-shop-virtual-clinic

- Youthinmind 有限公司：为患者提供疾病资料、评估和治疗，并进行改善患者心理健康的研究。
http://youthinmind.info/py/yiminfo